Vencendo a fadiga crônica

Dados Internacionais de Catalogação na Publicação (CIP)
(Câmara Brasileira do Livro, SP, Brasil)

Downing-Orr, Kristina
    Vencendo a fadiga crônica : seu guia passo a passo para o restabelecimento completo / Kristina Downing-Orr ; [tradução Lizandra M. Almeida]. – São Paulo : Summus, 2011.

Título original: Beating chronic fatigue.
Bibliografia.
ISBN: 978-85-323-0796-5

    1. Síndrome de fadiga crônica - Diagnóstico 2. Síndrome de fadiga crônica - Tratamento - Obras de divulgação I. Título.

11-09559   CDD-616.0478
                                                      NLM-WM 174

Índice para catálogo sistemático:

1. Síndrome de fadiga crônica : Diagnóstico e tratamento : Medicina : Obras de divulgação   616.0478

Compre em lugar de fotocopiar.
Cada real que você dá por um livro recompensa seus autores
e os convida a produzir mais sobre o tema;
incentiva seus editores a encomendar, traduzir e publicar
outras obras sobre o assunto;
e paga aos livreiros por estocar e levar até você livros
para a sua informação e o seu entretenimento.
Cada real que você dá pela fotocópia não autorizada de um livro
financia o crime
e ajuda a matar a produção intelectual de seu país.

Vencendo a fadiga crônica

Seu guia passo a passo para o restabelecimento completo

Kristina Downing-Orr

summus editorial

Do original em língua inglesa
BEATING CHRONIC FATIGUE
Publicado originalmente na Grã-Bretanha em 2010 pela Piatkus
Copyright © 2010 by Kristina Downing-Orr
Direitos desta tradução adquiridos por Summus Editorial

Editora executiva: **Soraia Bini Cury**
Editora assistente: **Salete Del Guerra**
Revisão técnica: **Dra. Thais Saron, médica fisiatra**
Tradução: **Lizandra M. Almeida**
Capa e projeto gráfico: **Alberto Mateus**
Diagramação: **Crayon Editorial**
Impressão: **Sumago Gráfica Editorial Ltda.**

Este livro não pretende substituir qualquer tratamento médico. Além disso, como os casos de fadiga crônica são muito singulares e variam consideravelmente de um paciente para outro, é importante sempre consultar um profissional especializado.

Summus Editorial
Departamento editorial
Rua Itapicuru, 613 – 7º andar
05006-000 – São Paulo – SP
Fone: (11) 3872-3322
Fax: (11) 3872-7476
http://www.summus.com.br
e-mail: summus@summus.com.br

Atendimento ao consumidor
Summus Editorial
Fone: (11) 3865-9890

Vendas por atacado
Fone: (11) 3873-8638
Fax: (11) 3873-7085
e-mail: vendas@summus.com.br

Impresso no Brasil

Agradecimentos

MUITAS PESSOAS ME AJUDARAM neste projeto e ofereço a elas minha máxima gratidão: Alan Brooke, por seu charme, senso de humor e apoio inicial ao livro, e os editores generosos, perspicazes e animados da Piatkus Gill Bailey, Denise Dwyer e Claudia Dyer, com quem foi uma alegria trabalhar.

Uma salva de palmas a Nick Clark, meu digitador, cuja habilidade para decifrar meus garranchos merece um prêmio especial; Lesh Lender, do grupo Omega, e meus companheiros vítimas da SFC que gentilmente ofereceram seu tempo, apesar de sua energia limitada, para me ajudar na pesquisa.

Também sou grata pela generosidade de Farid Monibi, Jack Kreindler, Alessandro Ferretti e Jules Cattell, da 76 Harley Street Clinic, de Londres, colegas futuros e de então, assim como pelo apoio do dr. Charles Shepherd. Também gostaria de agradecer à *designer*, Britt Lintner, por sua contribuição ao projeto. Anne Newman, minha preparadora de originais, também é digna de mérito por seu olhar afiado e atenção a detalhes. Agradeço ainda a Rebecca Woods por seus comentários minuciosos e úteis.

Meus aplausos e meu mais humilde agradecimento são reservados ao dr. David Mason Brown e a A.J.D., que estiveram comigo em cada passo do caminho. As palavras jamais poderão expressar minha gratidão, e é a eles que dedico este livro.

*Apesar de o mundo estar cheio de sofrimento,
também está cheio de superação.*

HELEN KELLER

Sumário

Prefácio à edição brasileira 9
Prefácio. 13

PARTE I • APRESENTANDO A SFC

1 Introdução 16
2 O básico sobre a SFC 28
3 O diagnóstico da SFC 36
4 Fibromialgia e depressão: primos-irmãos da SFC . . . 56
5 Teorias tradicionais sobre as causas da SFC 65
6 Explicando as verdadeiras causas da SFC 74

PARTE II • O MODELO FUSÃO: REABASTECENDO CORPO E MENTE

7 A opção clínica 104
8 A opção nutricional 124
9 Desenvolvendo estratégias de enfrentamento 139
10 Formulando crenças fortalecedoras 157

PARTE III • RECUPERANDO-SE DA SFC: ADMINISTRANDO SEU ESTILO DE VIDA

11 Lidando com o estresse 172
12 Em atividade, em forma 182
13 Lidando com as recaídas 195
14 A SFC e os relacionamentos 201

Palavras finais: dizendo adeus à SFC 211

APÊNDICES
Apêndice A – Imitadores da depressão 215
Apêndice B – O exercício dos cinco grandes: respostas . . 217

Referências bibliográficas 219
Grupos e instituições de apoio 227
Os especialistas 237

Prefácio à edição brasileira

COMO MÉDICA FISIATRA e especialista em dor, já atendi vários pacientes que se queixavam de fadiga no dia a dia. Para muitos, trata-se de uma condição passageira, que aparece após esforço ou estresse físico/mental e melhora com repouso. Entretanto, alguns têm esse sintoma de forma crônica, o que compromete gravemente sua qualidade de vida.

Além do cansaço que não melhora com descanso, sono ou relaxamento, as pessoas com síndrome da fadiga crônica (SFC) apresentam vários outros sintomas: dores musculares ou mialgias difusas; sono não reparador; alterações cognitivas; cansaço físico e mental; fraqueza ou descondicionamento físico; problemas digestivos (como síndrome do intestino irritável, refluxo esofagiano e/ou afecções gástricas); ansiedade; depressão; reação imunológica alterada; histórico de infecções; linfonodos dolorosos; cefaleias, mal-estar e desconforto extremo depois de realizar atividades cotidianas ou exercícios físicos.

Tais queixas lhe parecem familiares? Para aqueles que têm esses múltiplos sintomas, os dias são cansativos, tristes, povoados de uma sensação constante de falta de ânimo e de energia (tais pessoas não necessariamente estão deprimidas). E, por mais que tentem repousar, não conseguem vencer a fadiga; as tarefas e a rotina diária tornam-se penosas e muitas vezes são cumpridas com grande dificuldade. O trabalho fica improdutivo, os relacionamentos, difíceis. Perdura o mal-estar físico e emocional e ocorrem perdas financeiras, pessoais e de autoestima. Elas também já tentaram diversos tipos de tratamento sem, no entanto, obter sucesso: fármacos diversos, fisioterapia, massagem, psicoterapia, acupuntura e, às vezes, até cirurgias...

Porém, dificilmente conseguem romper o ciclo vicioso de fadiga/ descondicionamento físico/ mal-estar/ disfunção de sono/ alterações cognitivas/ infecções/ aversão às atividades/ cansaço físico e mental (para não dizer espiritual).

Infelizmente, os tratamentos clínicos a que as pessoas com SFC se submetem nem sempre são satisfatórios. Apesar dos avanços científicos em diversas áreas da saúde, há atualmente uma série de doenças – tidas como funcionais – cuja fisiopatologia não está totalmente esclarecida e aparentemente não apresentam relação significativa com patologias ou lesões orgânicas do corpo.

Antes do surgimento dos sintomas, essas pessoas costumavam ser dinâmicas e não tinham queixas específicas ou significativas. A fadiga é um sintoma comum a várias doenças – entre elas síndrome fibromiálgica, depressão grave, hepatite crônica, neoplasias, insônia ou disfunção crônica de sono, distúrbios endocrinológicos (como hipotireoidismo, síndrome de Cushing etc.) e doenças neurológicas (como esclerose múltipla, síndrome parkinsoniana etc.). Portanto, os médicos precisam ouvir atentamente a história do paciente e realizar exames físicos detalhados, além de descartar doenças ou fatores que possam desencadear, manter ou mimetizar os múltiplos sintomas da SFC. Exames de sangue e de imagem e, se necessária, polissonografia (para verificar a qualidade do sono), em conjunto com uma boa história clínica e um exame físico cuidadoso, auxiliam os profissionais a tecer as possíveis causas da fadiga crônica, assim como a estabelecer os diagnósticos diferenciais de SFC e realizar os tratamentos mais específicos e adequados.

Mas quem são e onde estão os profissionais que podem ajudar as pessoas com SFC? Que profissionais estão treinados e capacitados para isso? Que especialidades médicas praticam?

Estão eles na rede pública de saúde, em convênios, em consultórios privados?

O programa de tratamento descrito pela autora desta obra provém em boa parte das valiosas experiências clínicas e pessoais do dr. David Mason Brown – que, assim como Kristina, teve SFC. Ele conviveu durante anos com fraqueza, cansaço e múltiplos sintomas, foi submetido a tratamentos ineficazes e apresentou efeitos colaterais significativos. Disseram-lhe que ele tinha uma "doença psicossomática". Mesmo depois de receber o diagnóstico correto, praticar exercícios e submeter-se à terapia cognitiva, o dr. Brown percebeu que suas funções cognitivas cerebrais ainda não estavam normais. Então, ao utilizar na prática clínica os princípios de neuropsicoimunologia e de medicina biopsicossocial (integração corpo-mente), seus sintomas melhoraram quase totalmente. Baseado em sua vivência, ele criou, assim, um programa holístico que abarca medicamentos específicos e alimentação adequada, além de polivitamínicos e suplementos que visam melhorar a reação imunológica e a microcirculação tecidual. O tratamento inclui ainda a prática de exercícios leves, com aumento progressivo de carga, e técnicas de terapia cognitivo-comportamental. O resultado é a melhora lenta, gradual e permanente dos sintomas.

Kristina Downing-Orr seguiu os princípios de seu mestre e os adaptou. Neste livro, ela descreve detalhadamente – e em linguagem clara e objetiva – o passo a passo de seu programa de autorrecuperação. Pode, assim, servir de referência para as pessoas com SFC, encorajando-as a encontrar um rumo próprio ao longo do tratamento.

Os sintomas da SFC são muito diversificados, não há exame diagnóstico definitivo. Assim, para se recuperar da SFC, você precisa tratar os sintomas biológicos e aprender estratégias eficazes para enfrentar o estresse. Deve, ainda, saber lidar com os fatores psicológicos que agravam ou perpetuam os sintomas clínicos. Uma vez que o corpo e a mente alcancem o caminho da recuperação, se estabelece um círculo virtuoso marcado por bem-estar, sono de qualidade, pensamentos positivos, ideias claras, alimentação correta e balanceada, melhora de forma física, condicionamento e vigor compatíveis com as exigências do dia a dia – e, o mais importante, com melhora da fadiga!

Adote sempre que possível um estilo de vida mais saudável e equilibrado: alimentação balanceada, sono reparador, capacidade de lidar com a ansiedade, prática regular de atividades físicas, momentos de lazer e descanso (sem a sensação de culpa que advém do "ócio", tão necessário para nos recuperarmos da correria do cotidiano). São atitudes simples, mas nem sempre adotadas nos dias de hoje.

Caro leitor, use este livro como "consultor". Converse com médicos e outros profissionais de saúde de sua confiança e peça ajuda para adaptar o programa descrito aqui às suas necessidades pessoais. Cada um de nós tem características individuais, por isso sempre digo aos meus pacientes: os remédios e os tratamentos são como alimentos ou peças de roupa, só é possível saber se gostamos deles e se nos serão úteis se experimentarmos. Assim, como nada cai do céu, nem a melhora nem a cura, mãos à obra e boa sorte!

DRA. LIN TCHIA YENG
MÉDICA FISIATRA, MESTRE E DOUTORA PELA FACULDADE DE
MEDICINA DA UNIVERSIDADE DE SÃO PAULO E COORDENADORA DO
GRUPO DE DOR DO INSTITUTO DE ORTOPEDIA E TRAUMATOLOGIA
DO HOSPITAL DAS CLÍNICAS DA FACULDADE DE MEDICINA
DA UNIVERSIDADE DE SÃO PAULO

Prefácio

É UM PRIVILÉGIO ESCREVER o prefácio deste livro. A experiência de Kristina Downing-Orr com a Síndrome da Fadiga Crônica (SFC) a levou a uma longa jornada, que foi de sentir-se tão mal que só conseguia permanecer em pé por nove segundos antes de desfalecer até a completa recuperação – a ponto de hoje ela caminhar mais de 14 quilômetros por dia.

O fato de ser também uma psicóloga clínica muito experiente agrega outra dimensão à sua jornada e, consequentemente, a este livro, uma vez que ao longo do caminho ela obteve informações e *insights* que precisavam ser compartilhados com pacientes, com suas famílias e com profissionais de saúde. Também foi uma jornada no sentido de compreender percepções e crenças grupais, algumas úteis e outras que retardaram o progresso, e de compilar o conhecimento científico disponível no Canadá e nos Estados Unidos do início da década de 1990 até os dias atuais.

Um desejo ardente de restabelecer-se, ao lado da crença inabalável de que ela seria realmente capaz disso, foi um recurso vital para Kristina. Eu só tive o privilégio de agir como catalisador, apoiando-a a distância por meio de *e-mails* e telefonemas, ajudando-a a descobrir o que funcionava para ela. Além disso, ao contrário de alguns pacientes, ela repudiava a ideia de que não conseguiria melhorar. E, ao contrário de certos médicos, sempre acreditou que haveria cura.

A ignorância não é uma bênção. É apenas ignorância. De maneira geral, todos fazemos nosso melhor com o que sabemos. Porém, em certas áreas da medicina em que há ignorância, quem sofre de verdade são os pacientes e seus familiares. Felizmente, as percepções de Kristina sobre as causas e o tratamento da SFC podem mudar essa realidade e motivar as pessoas a tomar consciência de outras áreas que talvez precisem ser examinadas – como infecções virais, má absorção de nutrientes, distúrbios alimentares, contaminação por bactérias e poluição ambiental, só para citar algumas.

Agora é hora de Kristina Downing-Orr contar sua história – como ela administrou sua jornada de recuperação e o que aprendeu com ela – e transmitir seus conselhos inestimáveis a outros que embarcam em caminhos próprios.

DR. DAVID MASON BROWN
CLÍNICO-GERAL E ESPECIALISTA EM
SÍNDROME DA FADIGA CRÔNICA

PARTE I

APRESENTANDO A SFC

1 Introdução

A pior coisa sobre a Encefalomielite Miálgica ou EM (também conhecida como Síndrome da Fadiga Crônica – SFC) é, obviamente, ter EM. É passar três anos no quarto olhando para as paredes, com dor, isolado, incapaz de ler, escrever qualquer coisa ou falar [...] A pior coisa é ter um cérebro que não funciona mais e com o qual você não pode fazer nada. É como estar na solitária, exceto pelo fato de você não ter feito nada de errado.

JOHN[1]

EM TODO TEMPO QUE VENHO pesquisando a Síndrome da Fadiga Crônica (SFC) – também chamada de Encefalomielite Miálgica (EM), Síndrome Pós-viral (SPV), Fadiga Crônica e Síndrome da Disfunção Imune (FDDI) e Neurastenia –, nunca deparei com uma descrição como a que abre esta introdução. As palavras de John expressam muito bem a gravidade dos sintomas e a profundidade do sofrimento dos pacientes. Como suas palavras chocantes comprovam, a SFC é uma doença debilitante que destrói vidas. E, por mais que haja milhões de pessoas com SFC, a doença continua sendo uma questão isolada, fisicamente dolorosa, cognitivamente exigente e emocionalmente devastadora.

Antes de ficar doentes, quase todas as vítimas de SFC são pessoas ativas, ocupadas, à frente de uma vida plena e rica. Uma vez sob o domínio da doença, porém, elas se tornam meras sombras do que foram; seu corpo se comporta como um inimigo, tornando cada despertar uma luta física, emocional e cognitiva que dificulta as ações mais simples. Muitas vítimas passam a viver acamadas e confinadas na própria casa.

Infelizmente, apesar do nível de debilitação causado pela SFC, a medicina convencional oferece hoje pouca ajuda, pois o transtorno é submetido tanto ao estigma social como à falta de conhecimento profissional sobre o assunto. Diante da minha pesquisa pioneira, da de outros especialistas que consultei e da minha experiência pessoal, posso dizer com segurança que isso acontece porque muitos profissionais de saúde não reconhecem a verdadeira natureza biológica da doença (embora os fatores psicológicos também desempenhem papel substancial na precipitação e perpetuação dos sintomas).

Segundo pesquisadores, apesar de a vasta maioria das pessoas desenvolver o quadro logo depois de uma infecção viral[2] – em outras palavras, um fator desencadeante *clínico* –, as vítimas muito provavelmente ouvirão que seus sintomas são "psicossomáticos" – ou imaginários (em 2009, o Royal College of General Practitioners fez alterações no diagnóstico e a doença agora é oficialmente reconhecida). Apesar dessas mudanças, porém, ainda se costuma dizer aos pacientes que a depressão é a causa básica de seus sintomas, sendo antidepressivos e psicoterapia as principais opções de tratamento oferecidas. Isso, é claro, se o paciente tem "sorte" suficiente para consultar um médico que reconheça a SFC como aflição genuína; muitos deles preferem desqualificar as vítimas, tachando-as de pessoas que querem atenção, de hipocondríacas ou de fingidas. Como se não bastasse – sendo psicóloga, acho esse fato especialmente perturbador –, quando os pacientes ousam alegar que seus sintomas são reais e têm origem clínica, os médicos são instruídos a tratar essas reclamações como evidências de perturbação neurótica[3]. Em outras palavras, os portadores de SFC são conduzidos diretamente ao divã do analista.

Seria normal pensar que, dada a ênfase psicológica às causas e aos fatores de perpetuação da SFC, os médicos estão certos em acreditar que a psicoterapia e os antidepressivos são a solução. Porém, vários profissionais de saúde reconhecem que a recuperação da SFC em longo prazo é precária porque a eficácia dos métodos utilizados *não* foi comprovada[4].

Mas os médicos não são os únicos a levar a culpa. Os psicólogos também pularam para o vagão psicossomático, insistindo que as vítimas de SFC têm medo da fadiga, o que as leva a evitar atividades que possam aumentar sua exaustão[5]. Esse medo é exacerbado, argumentam eles, pelo consequente descondicionamento dos músculos e pelo preparo físico reduzido, o que aumenta a aversão a exercícios. Isso, por sua vez, dá continuidade à rejeição da atividade por medo do aumento da exaustão. E assim o ciclo de doença psicologicamente induzida continua, argumentam eles. Embora haja um pouco de verdade nisso, no fundo, trata-se de reações normais a uma doença crônica na qual o corpo sofre de uma debilitação real – geralmente por semanas, dias ou meses – depois do menor esforço. Até mesmo no periódico dirigido à minha profissão, o *Psychologist*[6], os modelos psicológicos de medo e de evitação começam a ser questionados. Porém, esse tipo de crítica permanece amplamente ignorada.

Assim, a situação é duplamente trágica: como sentem que precisam "suportar em silêncio" por medo de que lhes neguem ajuda no futuro, os pacientes de SFC não só são abandonados e obrigados a lidar sozinhos com sintomas insuportáveis como também em geral não conseguem recuperar a saúde. Alguns se restabelecem espontaneamente, sem intervenção ou com intervenção limitada. Porém, a qualidade de vida para muitos é tão reduzida que eles se tornam vítimas de qualquer curandeiro que prometa a cura (causando danos tanto à própria saúde como à conta bancária) – enquanto para outros o suicídio pode parecer a única opção[7].

Minha história

SOFRI DE SFC DEPOIS de duas viroses e fui dominada pelos piores aspectos da doença durante cerca de dois anos, em um estado que não me permitia ir a nenhum lugar ou fazer nada. Em certos momentos, fiquei paralisada, acamada e incapacitada.

Durante esse período, tive muitas dores estranhas que pareciam não ter ligação óbvia entre si e desafiavam a lógica médica. Eu me sentia exausta o tempo todo, e não era só aquela fadiga do tipo "Vou me sentar aqui por 20 minutos com uma xícara de chá". A exaustão continuava. Parecia inesgotável. Havia também as enxaquecas que causavam dores cegantes, sem contar as perturbações visuais; eu não conseguia enxergar muito bem, especialmente com o olho direito, e achava as luzes brilhantes e piscantes especialmente incômodas. Minhas pernas ficaram moles como gelatina e davam trancos incontroláveis à noite, meus braços doíam com uma sensibilidade implacável. Eu também desmaiava e perdia os sentidos sem motivo aparente – e sem aviso prévio. E então, para fechar com chave de ouro, desenvolvi alergias alimentares. Meu corpo parecia estar entrando em greve, apesar de ninguém conseguir me dizer exatamente por quê.

Lembro-me de ter medo de ir dormir, receosa de que não tivesse força para sair da cama na manhã seguinte – o que, é claro, acabava acontecendo. Lembro-me de períodos intermináveis, cheios de medo, em que eu me perguntava se algum dia seria capaz de sair de casa ou de fazer uma caminhada novamente.

Na época, eu não sabia que a SFC dominaria minha vida. Mas foi o que ocorreu. Mesmo agora, quando me sinto tão bem e desfruto de mais energia e melhor saúde do que jamais pensei ser possível, não consigo me esquecer completamente daqueles tempos de aflição, em que havia tão pouca esperança de recuperar-me. Mas isso agora está no passado. E, ao ler meu livro e seguir minhas orientações, sua batalha contra a SFC também pode se tornar uma lembrança.

Milhões de pessoas em todo o mundo sofrem de SFC[8]; consequentemente, o problema tem sido tema de um interesse acadêmico altamente especializado, mas limitado. Mesmo pesquisadores respeitados, até venerados de certa forma, parecem não saber o que fazer em seguida. Se encontrar a cura para uma doença já é bastante difícil quando se está bem, posso garantir que é praticamente impossível quando se é vítima do problema. Mas, na verdade, ser incapaz de enxergar ou caminhar, ficar fatigada a ponto de quase não conseguir fazer nada e sofrer de dores intermináveis me deu a melhor motivação para descobrir o caminho da recuperação.

Três incentivos principais me forçaram a perceber que eu própria teria de encontrar minha cura: os médicos pareciam incapazes de me dar a ajuda de que eu necessitava; eu ainda era bastante jovem no momento em que minha doença atacou e não podia passar o resto da vida como um "vegetal viral" ou um "corpo que respira".

Provavelmente o maior incentivo de todos foi uma conversa pelo telefone que tive com outra paciente de SFC quando suspeitei pela primeira vez da doença. Ela me contou, com detalhes francos mas terríveis, sua vida de então, e falou de meu futuro inevitável. Ela vinha sofrendo de SFC havia vários anos e, apesar de ter sido muito gentil e incentivadora, seus modos agradáveis não conseguiam ocultar a verdade brutal que era sua existência diária: ela estava incapacitada para o trabalho havia anos, depois de ter uma virose; sua vida social era limitada a breves visitas esporádicas de cerca de meia hora ou pouco mais a amigos; e ela estava constantemente exausta, dolorida e propensa a pegar viroses. Cochilava durante o dia e ficava "acesa" à noite, e o menor movimento podia exacerbar os sintomas no dia seguinte ou detonar uma piora de uma semana, talvez mais. Ela tomava antidepressivos para suportar o sofrimento em raras circunstâncias e para conseguir dormir.

Ao ouvir a descrição dos sintomas de minha companheira de sofrimento e a limitação completa de sua existência decadente, meu coração acelerou. Sondei, por via das dúvidas, os tratamentos à disposição, mas ela desdenhou de todos. Ela tinha feito tratamentos médicos e psicológicos padrão, assim como seguido diversos métodos alternativos, como a terapia da alergia alimentar, mas nada tinha funcionado. Tinha sido submetida a um ritual humilhante de visitas a médicos, geralmente quase sem conseguir se mexer, apenas para ser insultada tanto por eles como pelos psicólogos, que se recusavam a aceitar sua doença como genuína. Na verdade, um dos especialistas em SFC disse que ela só precisava de um *hobby*.

Quando desliguei o telefone, estava traumatizada como se voltasse de uma guerra. Meu futuro tinha sido explicado nos termos mais frios – e significava nenhum futuro. Mas de alguma forma isso me preencheu com a determinação de encontrar cura e recuperação. Eu não queria acabar prostrada na cama e confinada em casa. Uma vida meio vivida não era vida, de modo algum. Meu mantra se tornou "Eu me recuso": recusava-me a aceitar a dor e a debilitação e a admitir que minha vida tinha acabado.

Minha motivação nunca foi questionada, mas descobrir a cura para uma doença incurável é difícil, para dizer o mínimo. Ignorando os muitos obstáculos, porém, examinei meus sintomas e concluí por que as estratégias disponíveis de tratamento não só eram ineficazes para combater a SFC como, em muitos casos – segundo as evidências –, realmente fizeram muitos portadores de SFC piorar[9]. Analisei os desencadeadores imediatos de meus sintomas, avaliei o que os exacerbava e o que me deixava melhor. Também falei com mais de 20 pacientes de SFC e com médicos e outros psicólogos que, fora do consultório, admitiram que os tratamentos psicológicos tão alardeados não eram tão eficazes quanto os pacientes eram levados a crer – algo de que eu já suspeitava.

Com o tempo bastante limitado e os níveis de energia definhando rapidamente, busquei todas as linhas de investigação. Com teimosia, segui cada pista, independentemente de quão vaga. Tornei-me o Columbo da SFC, sempre perguntando: "Só mais uma coisa..." Porém, minha persistência de fato valeu a pena. Estou bem novamente, tenho minha vida de volta. E você também pode ter.

Como posso ajudá-lo

Ao ler este livro até o fim – e você *deve* fazê-lo –, você pode recuperar a saúde e a vitalidade e realizar todas aquelas coisas que pensou terem se tornado um sonho distante ou impossível. Aprenda com minha experiência e meu conhecimento. Trabalho com os melhores profissionais que compreendem a SFC e estão preocupados com os métodos inúteis usados normalmente para tratá-la. Eles, assim como eu, estão devotando sua vida profissional a melhorar os padrões do tratamento de SFC.

Este livro lhe fornecerá uma explicação completa dos aspectos-chave da SFC, inclusive de suas causas, permitindo-lhe conhecer melhor a doença da qual sofre. Em vez de me basear no que já foi dito sobre a SFC, faço uma apresentação pioneira das mais recentes descobertas relacionadas ao distúrbio – o que acaba esclarecendo por que os atuais métodos ortodoxos não conseguiram melhorar a situação dos pacientes, chegando a piorá-la.

A primeira parte do livro é basicamente informativa, pois acredito que a ignorância não pode desempenhar papel algum em um programa de recuperação. Conhecimento é poder – seu primeiro passo para o restabelecimento. Depois de contextualizar a doença com fatos e números, vamos partir para os métodos clínicos, nutricionais e psicológicos que o ajudarão: o Modelo Fusão.

Apresentando o Modelo Fusão

Meu programa de tratamento da SFC se baseia na abordagem inovadora conhecida como Modelo Fusão, assim chamada porque reúne três áreas diferentes de conhecimento – a clínica, a nutricional e a psicológica – para abordar os diversos sintomas da doença e promover a recuperação.

O principal objetivo do Modelo Fusão é reabastecer o corpo com uma de duas opções – a clínica ou a nutricional –, criadas para você seguir independentemente em casa. Embora haja uma sobreposição considerável entre essas abordagens, é melhor escolher o método que se adapte melhor às suas necessidades e ao seu estilo de vida. Muitas pessoas com SFC têm sintomas moderados ou suaves e não sentem necessidade (ou vontade) de remédios. Além disso, alguns pacientes podem relutar em adotar o monitoramento exigido pela abordagem médica, caso em que o modelo nutricional pode ser mais adequado. Lembre-se de escolher apenas um e seguir as instruções cuidadosamente.

O segundo objetivo do Modelo Fusão é recuperar sua capacidade de utilizar estratégias de enfrentamento. Quer você esteja trabalhando com a abordagem clínica, quer com a abordagem nutricional, é essencial que também desenvolva tais estratégias para enfrentar os estímulos estressantes que provavelmente contribuíram para sua doença no princípio e quase com certeza reforçaram o ciclo de enfermidade.

Evidências que apoiam o Modelo Fusão

A PRINCIPAL EVIDÊNCIA PARA as abordagens que compõem o Modelo Fusão vem do conhecimento clínico e de muitos anos de experiência no trabalho com pacientes de SFC. Isso permitiu observar de perto o desenvolvimento da doença durante um longo período, inclusive monitorando e analisando a recuperação com base no envolvimento ativo no cuidado com os pacientes.

Em termos de pesquisa, infelizmente a SFC é desinteressante, mal financiada e conta com poucos recursos. E, quando pesquisadores de SFC obtêm bolsas de pesquisa, a grande maioria privilegia o estudo de tratamentos psicológicos, evitando os fatores biológicos que justificam a doença.

Apesar de a SFC afetar muitas pessoas, o fato de os casos variarem enormemente em tipo e gravidade dos sintomas torna a pesquisa ainda mais desafiadora. Porém, minha experiência com elementos do Modelo Fusão, assim como as do dr. Mason Brown e de seus pacientes, é um testemunho da eficácia do programa.

Freud traçou muitas teorias baseadas em sua paciente Anna O.; Piaget desenvolveu sua compreensão da infância principalmente observando seus filhos pequenos; neuropsicólogos obtiveram *insights* sobre déficit de memória com o paciente H. M., incapaz de formar novas lembranças logo depois de uma cirurgia cerebral. De modo similar, o dr. Mason Brown e eu nos tornamos nossos instrumentos de pesquisa, que conduziram a descobertas importantes que formam a base do Modelo Fusão.

Em última instância, a decisão de seguir o Modelo Fusão tem de ser sua e de mais ninguém, mas a informação de alta qualidade presente nestas páginas vai ajudá-lo a chegar a uma decisão bem fundamentada e, se você decidir adotar o Modelo, a um futuro mais rico e saudável.

Como usar este livro

POR MAIS QUE ESTE livro possa ser usado por profissionais e cuidadores, assim como fonte de informação ou base para o tratamento, ele é destinado principalmente à vítima de SFC. Proponho-me a ensiná-lo a lidar com a SFC. Mas você também tem trabalho a fazer.

É preciso que seu médico tenha diagnosticado a doença antes que você adote o programa e faça quaisquer mudanças em sua rotina de cuidados com a saúde. E, apesar de o Modelo Fusão ter sido criado para ser feito em casa, eu o aconselharia a trabalhar com seu médico e a atualizá-lo regularmente sobre seu progresso.

Você também deve estar completamente familiarizado com minha visão da SFC. Essa doença é um campo minado de debates controversos entre profissionais, e os tratamentos que apresento aqui, apesar de inovadores e cientificamente sólidos, representam a minoria do ponto de vista médico. Na verdade, quando terminar de ler este livro, você estará, muito provavelmente, mais bem informado que seu médico ou psicólogo.

Além disso, você vai precisar aplicar o conteúdo do livro a suas experiências pessoais de SFC e a seus sintomas. Também deve assumir plena responsabilidade por sua recuperação. Afinal, ninguém mais pode fazê-lo por você – nem seu médico nem qualquer outro profissional de saúde.

Dito isso, é realmente animador estar, afinal, a cargo de sua saúde e descobrir-se no caminho da recuperação depois de uma doença tão devastadora. Além disso, no que se refere à recuperação geral, pesquisas vêm comprovando que as pessoas que assumem o controle dessa maneira são precisamente as que recuperam a saúde[10]. Ao contrário, o "bom" paciente, o indivíduo submisso tão protegido pelos médicos, tende a não se sair tão bem.

A recuperação com esse programa pode, assim como o problema em si, ser imprevisível. Para alguns talvez leve tempo, dependendo da gravidade dos sintomas, enquanto para outros pode ser muito mais rápido. Porém, em todos os casos deve haver uma melhora estável ao longo do caminho.

Ao longo do livro, uso citações de duas mulheres que se submeteram ao Modelo Fusão. Marguerite e Julia, cujos nomes e informações pessoais foram alterados por questões de sigilo, oferecem *insights* úteis tanto da doença como da recuperação.

Nós – eu e meus colegas – estamos a seu lado, e demonstramos nestas páginas que a recuperação não só é possível como alcançável. Não posso descrever minha alegria quando saí pela primeira vez depois de tanto tempo doente. Até as coisas mais comuns da vida – escolher um prato, cortar o cabelo, caminhar no parque – se tornaram fontes de grande felicidade para mim. Ainda são. E podem ser para você também.

MARGUERITE

Depois de tantos meses sendo intimidada por médicos e tratada como uma hipocondríaca, foi um alívio descobrir um médico e um psicólogo que acreditassem em mim e tivessem eles mesmos se esforçado tanto para superar a doença. Isso já foi suficiente para me dar confiança e me inspirou a melhorar.

JULIA

Nós, portadores de SFC, não somos idiotas. Sabemos a diferença entre doença clínica e psicológica. Felizmente, esses profissionais também entendem isso. Se seus médicos acreditam em você, isso representa 99% da batalha. Recuperei minha vida. Estou bem. Estou feliz. E não seria capaz de dizer isso sem este tratamento.

NOTAS

1. Depoimento presente em Michell, 2003.

2. Gelder *et al.*, 2006; Lisman e Dougherty, 2007; Puri, 2004; Shepherd, 1999.

3. *Ibidem*.

4. *Ibidem*.

5. Burgess e Chalder, 2005; Chalder, 1995.

6. *The Psychologist*, jun. 2009.

7. MacIntyre, 1991; Mason Brown, s/d; Shepherd, 1999.

8. Lisman e Dougherty, 2007; Puri, 2004; Shepherd, 1999.

9. Mason Brown, s/d.

10. Downing-Orr, 1998; Downing-Orr, 2000.

2 O básico sobre a SFC

ESTE CAPÍTULO OFERECE informações básicas sobre a Síndrome da Fadiga Crônica – doença difícil de ser diagnosticada, sendo às vezes confundida com outros distúrbios. Assim, quanto mais você souber, mais vai compreender a natureza de seus sintomas. Além disso, como a SFC está saturada de informações controversas e até de preconceitos, os próprios médicos podem não estar bem informados. E, se eles não estão, *você* precisa estar. Afinal, sua recuperação é seu desafio e responsabilidade pessoal. Quanto mais informação você tiver, mais rápido poderá se restabelecer e recuperar sua vida.

O que é Síndrome da Fadiga Crônica?

VAMOS COMEÇAR NOSSA DISCUSSÃO sobre SFC definindo precisamente o que se quer dizer com isso.

Uma das melhores definições do distúrbio é: "Síndrome que afeta os sistemas nervoso, imune e diversos outros sistemas e órgãos, resultando em exaustão crônica e/ou em numerosos outros sintomas potencialmente debilitantes"[1]. Eu acrescentaria que, devido à excessiva tensão física ou psicológica, o corpo entra em "curto-circuito" e é incapaz de se recuperar, deixando a pessoa em um estado de enfermidade permanente ou semipermanente. Assim, costumo definir a SFC como síndrome do colapso total ou quase total físico e psicológico, enquanto David Mason Brown se refere a ela como síndrome da potencial deterioração psicológica e fisiológica total[2]. Como os próprios mecanismos de cura do corpo sucumbem e funcionam mal, eles

VENCENDO A FADIGA CRÔNICA

precisam ser reparados. De forma simples, é isso que significa SFC: a incapacidade do corpo de recuperar-se depois de um fator desencadeante biológico ou psicológico. Eis alguns fatos importantes sobre a SFC e seu tratamento:

> A SFC é uma doença real[3]. Não é produto de sua imaginação. Não é sinônimo de depressão, nem uma necessidade patológica de compaixão ou atenção, nem medo de fadiga.

> É uma doença essencialmente biológica, embora fatores psicológicos com frequência desempenhem papel central em precipitar e perpetuar os sintomas. Em muitos casos, o estresse tanto inicia quanto sustenta os sintomas. Além disso, sintomas emocionais, como depressão, também podem coexistir, tanto devido a mudanças químicas no cérebro quanto como reflexo da doença ou reação à piora aguda da qualidade de vida.

> A doença é repleta de mitos e concepções erradas, e há poucos médicos e psicólogos que realmente compreendem a natureza da SFC.

> Distúrbios do humor também podem existir totalmente independentes da SFC.

> Problemas com o tratamento da SFC derivam principalmente do fato de que os sintomas são muito diversificados e não há exame diagnóstico definitivo. A fim de se recuperar da SFC, você precisa tratar os sintomas biológicos, aprender estratégias eficazes para enfrentar o estresse e lidar com os fatores psicológicos que deram origem aos sintomas. Uma vez que o corpo tenha se curado, então – e só então – se considera recondicionar os músculos e melhorar a forma física e o vigor por meio de um conjunto de exercícios.

Quantas vítimas de SFC existem?

Enquanto a SFC, para todos os que sofrem dela, pode parecer um problema solitário e isolado, a doença é mais comum do que se imagina. Contudo, não é um distúrbio fácil de quantificar, porque os padrões de diagnóstico variam enormemente. É difícil obter dados exatos, mas estima-se que mais de 250 mil pessoas no Reino Unido tenham SFC[4]. Entretanto, o professor Basant Puri, especialista do Hammersmith Hospital de Londres, sugere que entre 750 mil e 1,5 milhão de britânicos podem ter a doença ou estar próximos dos seus critérios diagnósticos[5].

O professor Puri informa ainda que nos Estados Unidos pode haver 9 milhões de pessoas com SFC[6], embora outros pesquisadores registrem que 80% das pessoas com SFC nunca recebem o diagnóstico[7]. Isso significa que há potencialmente milhões de pessoas com sintomas para os quais não recebem tratamento ou supervisão.

À medida que mais pesquisas na área são realizadas e a SFC recebe maior legitimação, o verdadeiro número de portadores se torna mais claro. Duas coisas permanecem certas, porém: por mais que as estatísticas pareçam confusas, a doença não é rara e você não está só.

Quem desenvolve SFC?

A SFC pode afetar praticamente qualquer pessoa. Ninguém está imune. Já foi dito que tanto Elizabeth Barrett Browning[8] quanto Florence Nightingale[9] tinham a doença, assim como celebridades de Hollywood como Blake Edwards[10] e Cher[11].

Idade

Apesar de o estereótipo do paciente de SFC ser a mulher de meia-idade[12], crianças pequenas e idosos também podem ser acometidos pela doença. No entanto, parece existir sobretudo um período de 30 anos do início da vida adulta à metade dela durante o qual as pessoas têm mais propensão a essa doença. Alguns estudos indicam que adolescentes e pessoas na casa dos 40 anos são particularmente mais propensos a desenvolver o distúrbio[13]. Mas apenas a idade não é um indicador real.

Sexo

Muitas pesquisas demonstram que as mulheres são mais suscetíveis à SFC[14]. Alguns estudiosos alegam que pessoas do sexo feminino têm *duas vezes* mais probabilidade, enquanto outros argumentam que elas são mais de *quatro vezes* mais suscetíveis à SFC em comparação com pessoas do sexo masculino.

As mulheres parecem ser especialmente vulneráveis, mas por quê? Apesar de ainda não termos a resposta certa, eis algumas explicações plausíveis:

> Diferenças hormonais entre homens e mulheres podem ser o motivo. Na verdade, mulheres pubescentes e em perimenopausa (período de declínio da fertilidade anterior ao início da menopausa) parecem ter suscetibilidade especial, enquanto grávidas às vezes relatam intensificação dos sintomas.

> As mulheres tendem a passar mais tempo com crianças pequenas, que geralmente são vias de infecção. Professoras e enfermeiras – ambas profissões dominadas por mulheres que passam muito tempo com crianças – também demonstram níveis mais altos de SFC em comparação com outras pessoas.

> As mulheres em geral são responsáveis pelos deveres domésticos e pelo cuidado com as crianças e não podem se dar ao "luxo" de descansar e convalescer quando doentes. A exaustão daí decorrente, tanto física quanto mental, costuma piorar a situação.

> Elas frequentam mais consultórios médicos do que os homens (mais uma vez, em função das crianças) e, talvez, tenham mais tendência a registrar tais sintomas e a pedir ajuda.

> Diferenças imunológicas ligadas à SFC têm sido notadas entre os sexos.

> O parto é um fator desencadeante raro. Embora os especialistas ainda não saibam muito bem por quê, a SFC com frequência é disparada por tensão extrema sobre o corpo. O parto pode ser traumático tanto física como psicologicamente e exercer pressão excessiva sobre a mulher.

> As mulheres geralmente cuidam de parentes idosos e de crianças, o que pode gerar um cansaço avassalador. O estresse é um conhecido desencadeante da SFC, especialmente quando contínuo, e pode levar ao enfraquecimento do corpo.

Por mais que as mulheres pareçam figurar bastante nas estatísticas, um diagnóstico potencial de SFC em homens não é impossível. Por isso, não pense que por ser homem você está imune à doença.

Personalidade

A imagem clínica e talvez a mais popular da vítima típica da SFC é a de alguém com personalidade focada, enérgica e perfeccionista – daí o rótulo da doença, no início dos anos 1980, ser "gripe *yuppie*". Na verdade, o dito perfeccionismo não só é citado como motivo pelo qual as pessoas adoecem, mas também como o principal obstáculo à recuperação. Porém, essa classificação é um estereótipo sem fundamento, nada além disso. Pessoas de todos os tipos de personalidade são suscetíveis à SFC.

Classe social

Embora a SFC seja associada a executivas, ela se desenvolve em pessoas de todo o espectro socioeconômico. Seja você pobre ou da realeza, isso é indiferente para a doença.

Predisposição genética

Muitos portadores de SFC ouviram que sua doença é produto de uma imaginação hiperativa. Porém, pesquisa desenvolvida em 2007 na London University pelo dr. Jonathan Kerr e por sua equipe[15] descobriu que há várias diferenças genéticas localizadas nas células imunes (glóbulos brancos) de pessoas com o distúrbio, comparadas com suas contrapartes saudáveis. Embora mais pesquisas sejam necessárias, essa é uma boa notícia para validar a doença. A descoberta do dr. Kerr e de seus colegas pode levar a um diagnóstico definitivo por exame de sangue. Isso também significa que uma base biológica foi firmemente estabelecida – logo, basta de acusações injustas de fingimento ou hipocondria!

Agora que conhecemos os fatos básicos sobre a SFC, observaremos seus sintomas e os critérios diagnósticos da doença.

MARGUERITE

É impossível elogiar suficientemente seus médicos quando eles lhe devolveram a saúde, em especial quando se trata de algo como SFC – ou qualquer que seja o rótulo dado a essa doença. Você a suporta por anos e anos de maus-tratos e de médicos insensíveis. Ninguém acredita que você esteja doente. Você é chamada de preguiçosa ou, pior, de negativa, e faz o melhor que pode para lutar. Foi um alívio – um alívio enorme – quando descobri que essa doença era legítima. Para mim, isso foi 98% da batalha. Não é legal ser chamada de mentirosa ou fingida, mas recuperei a saúde, não sou mais inválida e finalmente estou bem.

JULIA

Tive esses sintomas por cerca de dez anos, após uma mononucleose infecciosa. Nunca fiquei bem depois disso nem pensei que me recuperaria totalmente. O pior, porém, era que eu estava sempre deprimida. Tentei antidepressivos e terapia, mas nada funcionou. Sofri para lidar com aquilo e me forcei a seguir em frente porque esperavam isso de mim, mas me sentia cansada, infeliz. Fiquei tão deprimida que a vida parecia não valer a pena. Quando finalmente obtive do dr. David Mason Brown o diagnóstico de SFC – o diagnóstico correto, enfim –, todos os meus sintomas começaram a se esclarecer, um por um: a névoa no cérebro, o esquecimento, até a depressão. Vejo inúmeras pessoas com SFC que sofrem e continuam assim há décadas. É triste pensar que elas estão assim porque seguem os conselhos dos médicos.

NOTAS

1. Lisman e Dougherty, 2007.

2. Mason Brown, s/d.

3. Courmel, 1996; MacIntyre, 1991; Mason Brown, s/d; Puri, 2004; Shepherd, 1999; Shepherd e Chauduri, 2007; Teitelbaum, 2007.

4. Shepherd e Chauduri, 2007.

VENCENDO A FADIGA CRÔNICA

5. Aproximadamente 0,5% da população americana sofre de SFC. Embora não haja estudos sobre a prevalência da doença no Brasil, somente 6,2% dos médicos brasileiros conhecem a SFC, ao passo que no Reino Unido esse índice chega a 57%. [N. R. T.]

6. Shepherd e Chauduri, 2007.

7. Lisman e Dougherty, 2007.

8. Poetisa inglesa nascida em 1806 e morta em 1861. Era casada com o também poeta Robert Browning. [N. E.]

9. Enfermeira inglesa nascida em 1820 e morta em 1910. Foi uma das maiores ativistas do tratamento médico humanizado, especialmente dos mais desfavorecidos. [N. E.]

10. Cineasta, produtor e roteirista norte-americano nascido em 1922 e morto em 2010. [N. E.]

11. Nome artístico de Cherilyn Sarkisian LaPiere, cantora e atriz norte--americana nascida em 1946. [N. E.]

12. Lisman e Dougherty, 2007; MacIntyre, 1991; Shepherd, 1999.

13. MacIntyre, 1991.

14. MacIntyre, 1991; Lisman e Dougherty, 2007; Shepherd, 1999.

15. Kerr *et al.* 2010.

3 O diagnóstico da SFC

QUANDO SE FALA EM SINTOMAS, quase todo mundo com SFC, tenho certeza, segue o princípio "HDV" – ou seja, *horrível de verdade*. Mas só porque você acha que pode ter SFC não significa que realmente tem. Talvez você seja portador de outros problemas subjacentes ou de doenças parecidas com a SFC, porque alguns sintomas desta, especialmente fadiga, são comuns a muitos distúrbios. Até hoje não há um exame diagnóstico definitivo para confirmar ou eliminar a possibilidade de SFC, portanto o diagnóstico atualmente é feito com base em:

> Conjunto de sintomas.
> A "regra dos seis meses".
> Alguns exames de laboratório que excluam outras doenças.

Critérios diagnósticos

O PRIMEIRO PASSO PARA descobrir se você tem ou não SFC é conferir se seus sintomas batem com os critérios oficiais da doença. Incluí aqui dois conjuntos principais de critérios diagnósticos. Eles são muito diferentes, refletindo os debates, conflitos e disputas teóricas sobre a doença. Dê uma olhada nos dois. Seus sintomas coincidem com eles?

Critérios dos Centers for Disease Control (CDC)

Os critérios do CDC[1] costumam ser usados com mais frequência na elaboração de um diagnóstico, e é por isso que os

VENCENDO A FADIGA CRÔNICA

apresentei primeiro. Como você pode ver, eles simplesmente descrevem sintomas diferentes sem fazer uma referência específica a causas subjacentes. Isso é importante porque muitas doenças além da SFC podem ter padrões similares de sintomatologia. Em Atlanta, Estados Unidos, no final dos anos 1980 (com atualização em 1994), o CDC estabeleceu, ao definir os sintomas específicos relativos à SFC, apenas o que se segue:

A Síndrome da Fadiga Crônica é uma doença na qual a fadiga:

1 Não é causada por qualquer outra doença do ponto de vista clínico.
2 É recente.
3 Está evidente há seis meses.
4 Não é causada por esforço excessivo (como exercícios rigorosos de ginástica ou excesso de responsabilidades).
5 Não é aliviada pelo descanso.
6 Está reduzindo consideravelmente a vida profissional, pessoal e acadêmica da pessoa.

Além disso, também deve haver pelo menos quatro sintomas complementares:

1 Perda cognitiva, inclusive problemas de memória e lapsos de concentração.
2 Dor de garganta.
3 Gânglios doloridos ou sensíveis (pescoço e axilas).
4 Dores de cabeça inéditas ou mais fortes.
5 Músculos doloridos.
6 Sono que não elimina o cansaço.

7 Sintomas de pós-esforço que duram mais de um dia.
8 Articulações doloridas, sem inchaço ou vermelhidão.

Critérios canadenses

Este é o conjunto mais recente de critérios diagnósticos[2]. Do ponto de vista profissional, considero-o melhor em razão de sua diversidade de sintomas e de um conhecimento mais abrangente sobre a doença. Também está se tornando cada vez mais popular na América do Norte, e suas especificações de sintomas vêm sendo reconhecidas como ferramenta-padrão de diagnóstico na Europa e na Austrália. A popularidade crescente dos critérios canadenses reflete a compreensão de que a SFC é uma doença biológica.

Os seguintes sintomas devem ser evidentes a fim de corresponder aos critérios canadenses – de que maneira eles refletem suas circunstâncias?

1 Fadiga muscular e indisposição pós-esforço, com o período de recuperação podendo exceder 24 horas.
2 Má qualidade do sono e sensação de falta de descanso depois de acordar.
3 Dor nas articulações e nos músculos, dores de cabeça, nevrálgicas e no pescoço. A dor nem sempre precisa ser fixa – pode ser migratória (ou seja, mudar de lugar).
4 Distúrbios no cérebro, com pelo menos duas das seguintes áreas de disfunção:

> ataxia (músculos descoordenados);
> dificuldade de orientação;

> problemas sensoriais e perceptuais;
> dislexia temporária (dificuldade de reconhecer palavras);
> incapacidade cognitiva, inclusive problemas com nomes das coisas, absorção e categorização de informações e falhas na memória de curto prazo;
> baixa concentração e sensações de confusão.

Além das características citadas anteriormente, o critério canadense inclui outras especificações. Portanto, você também deve apresentar pelo menos um sintoma de dois dos grupos a seguir (caso tenha dúvidas sobre qualquer um deles, fale com seu médico para esclarecê-las):

a) Distúrbios do sistema nervoso autônomo:

> problemas respiratórios;
> má circulação;
> palpitações;
> sintomas na bexiga;
> sintomas intestinais;
> palidez;
> enjoo ou sensação de tontura;
> náusea;
> vertigem;
> problemas de equilíbrio;
> baixa pressão sanguínea no cérebro;
> taquicardia;
> pulso acelerado;
> hipotensão retardada (pressão baixa).

b) Distúrbios neuroendócrinos (hormonais):

> temperatura corporal flutuante;
> sensibilidade extrema ao frio ou ao calor;
> apetite patológico, inclusive anorexia;
> ganho ou perda de peso;
> hipoglicemia (baixo nível de açúcar no sangue);
> dificuldade de tolerar o estresse;
> sintomas relacionados ao estresse (ansiedade ou pânico, por exemplo);
> irritação com recuperação retardada (recidiva);
> instabilidade emocional (sofrimento).

c) Manifestações imunológicas:

> dor nos gânglios linfáticos;
> dor de garganta;
> incômodos como os de gripe;
> mal-estar geral;
> surgimento de novas alergias e mudanças nas existentes;
> aumento da sensibilidade a produtos químicos ou medicamentos.

CHECKLIST DOS SINTOMAS

Os critérios canadenses, como você pode ver, são muito completos – pelo menos mais do que a classificação do CDC. O *checklist* a seguir, criado por mim, vai ajudá-lo a identificar seus sintomas específicos:

Aumento da falta de fôlego com atividade física.

Mudança na regulação da temperatura corporal (mãos e pés frios).
Dificuldade de concentração e confusão.
Esquecimento de palavras (a palavra "foge").
Vertigem, especialmente em pé.
Aumento da fadiga.
Problemas digestivos (como indigestão, inchaço, diarreia ou constipação).
Incapacidade de tolerar tanto o calor como o frio.
Sudorese.
Período de recuperação prolongado após exercício.
Mudança de peso (ganho ou perda perceptíveis).
Memória fraca.
Dor muscular e fraqueza.
Repentina sensibilidade a comida, medicamentos e produtos químicos.
Dor nas juntas e na cabeça.
Diminuição da resistência mental e física.
Sintomas de gripe recorrentes.
Dor de garganta recorrente.
Mudança nos padrões de sono.
Gânglios linfáticos sensíveis.

Fadiga e indisposição pós-esforço

A FADIGA É UM fator-chave da SFC e, por mais que seja intermitente ou não esteja sempre presente em todos os pacientes, para muitos é completamente devastadora. Ainda que a fadiga seja um ponto controverso nesse distúrbio, muitas pessoas com SFC ouvem implícita ou explicitamente que devem "tomar coragem e parar de reclamar".

Se você tem SFC, não fica só cansado no sentido normal, digamos, por ficar acordado a noite toda para concluir um relatório ou porque correu muito, tentando resolver todas as pendências antes de sair de férias. Seu corpo fica tão devastado pela exaustão extrema que, a cada movimento, você sente como se tivesse corrido uma maratona. E um cochilo de 20 minutos ou uma boa noite de sono não são capazes de restaurá-lo – com a SFC, nada o recupera. (Eu costumava tentar combater a fadiga com intermináveis xícaras de café e chá, esperando por aquele pico de euforia. O resultado? Eu ainda continuava exausta, mas também acesa – uma estranha combinação de sensações conflitantes, posso garantir!)

As causas da fadiga

No curso de minha pesquisa identifiquei cinco causas principais para a fadiga na SFC. Todas elas apontam para fatores biológicos, o que é importante, dado que muitos médicos e psicólogos atribuem a fadiga exclusivamente a causas psicológicas (seja à depressão ou ao medo da dor e do desconforto produzido pelo recondicionamento dos músculos fracos).

1. Mau funcionamento do sistema imunológico

Com uma infecção causada por vírus, a maioria das pessoas acredita que os sintomas desagradáveis – sensação de dor, gânglios inchados, cansaço, calafrios, febre etc. – são sinais do vírus em si. Porém, esses sintomas são, na verdade, um sinal de que o sistema imunológico entrou em ação, identificou o agente infeccioso e o está atacando, desviando energia de outras partes do corpo para combater o invasor. Assim, mesmo que você se sinta cansado e péssimo durante esse processo, tudo isso – mesmo a coriza – é um bom sinal do funcionamento da imunidade. Uma vez que a infecção é derrotada, o sistema imunológico ativado se desliga, você não sente mais os sintomas e volta a um estado saudável.

Com a SFC, porém, o corpo não é capaz de derrotar as infecções com eficácia. O sistema imunológico está comprometido; e consequentemente, você permanece empacado, suspenso em um estado de enfermidade. Então experimenta todo o desconforto do sistema imunológico tentando (mas não conseguindo) fazer seu trabalho sem nenhum benefício.

2. *Intestino grosso obstruído por microrganismos nocivos*

Apesar de ser um ponto controverso na literatura (muitos médicos não consideram sua relevância para o desenvolvimento da SFC[3], enquanto outros o veem como central[4]), a cândida costuma ser comum em pessoas com SFC, e essa é uma grande causa de fadiga. O intestino é um componente importante do sistema imunológico – cerca de 80% das células desse sistema estão no intestino grosso. Assim, se os intestinos estão sobrecarregados com o crescimento excessivo de bactérias, o sistema imunológico pode ficar comprometido. Consequentemente, a comida não é bem processada e os minerais e vitaminas, essenciais para uma vida saudável e ativa, não chegaram às células em virtude desse bloqueio, provocando fadiga extrema. Conheço pessoas com SFC que seguem as dietas mais equilibradas mas poderiam ser chamadas de subnutridas devido aos altos níveis de microrganismos em seu intestino que impedem a absorção adequada de nutrientes.

3. *Má circulação*

A má circulação também é um sintoma comum da SFC. Os pacientes costumam reclamar de mãos e pés frios porque os microvasos sanguíneos que fornecem sangue a essas regiões estão deixando de funcionar normalmente. Na verdade, algumas pessoas com SFC apresentam uma tez acinzentada porque seu sangue está com dificuldades para chegar até a pele.

Essa falha na circulação sanguínea também tem seu papel na redução da energia. A circulação leva nutrientes às células e ajuda a eliminar as toxinas e outras substâncias desnecessárias. Assim, se a circulação está debilitada, as células terão dificuldade de obter os nutrientes vitais de que precisam para funcionar.

4. Exaustão adrenal

A exaustão adrenal é outra explicação para a fadiga ligada à SFC[5]. As glândulas adrenais, localizadas perto dos rins, produzem hormônios vitais e fazem parte de uma rede biológica mais ampla conhecida como eixo hipotálamo-pituitária-adrenal (HPA) (veja também as p. 89-91), que é essencial na administração das funções corporais saudáveis – como batimentos cardíacos, humor, temperatura corporal, sede e fome. As glândulas adrenais são parte importante desse sistema porque produzem certos hormônios em reação ao estresse: adrenalina e cortisol. Se você vive hiperestressado, pode destruir a capacidade de suas adrenais de produzir esses hormônios, causando a queda em seus níveis e levando aos sintomas da SFC, inclusive a fadiga. É isso que significa exaustão adrenal.

5. Disfunção mitocondrial

As mitocôndrias[6] representam a bomba de combustível ou o suprimento de calor da própria célula. O corpo não consegue funcionar corretamente se as células não estão produzindo a energia necessária. É a isso que nos referimos quando falamos em disfunção mitocondrial – e, quando isso ocorre, a fadiga é um resultado provável.

Indisposição pós-esforço

Enquanto a fadiga em pacientes com SFC costuma ser incapacitante em si, a exaustão patológica pode ser piorada pelo esforço tanto físico quanto cognitivo. Entre os outros sintomas exacerbados por essa atividade estão: sensação de estar sempre doente, redução da função mental, aumento da fadiga muscular e sensibilidade e queda na resistência. Sintomas preexistentes podem piorar. Os sintomas de indisposição pós-esforço em geral surgem logo após a atividade, mas podem aparecer dias ou semanas mais tarde.

Segundo pesquisas[7], o declínio desse sintoma indica anormalidades na regulação do sistema imunológico, intoxicação em razão da oxidação e do óxido nítrico e pressão baixa.

Há também diferenças após a prática de exercícios físicos entre pacientes de SFC e pessoas saudáveis, como reação a esforço, eficiência nos batimentos cardíacos, temperatura corporal, oxigenação cerebral, respiração, processamento mental, níveis de recuperação e transporte do oxigênio para os músculos etc.

A regra dos seis meses

A REGRA DOS SEIS meses também é usada como indicador diagnóstico e é aplicada para diferenciar sintomas normais – como um vírus sério do qual o corpo simplesmente está demorando a se recuperar e um estado mais prolongado de doença. Enquanto os critérios do CDC são rígidos em relação à regra dos seis meses, os critérios canadenses são mais flexíveis, permitindo uma flexibilidade temporal. Em minha visão, a regra dos seis meses deveria ser amplamente ignorada pelas seguintes razões:

> A regra é completamente arbitrária; não é determinada por fatores clínicos nem essencial para o diagnóstico. Em outras palavras, foi criada por conveniência. É como se com cinco meses e 30 e tantos dias você estivesse apenas "se sentindo mal", mas no dia seguinte, com todos os mesmos sintomas, de repente tivesse uma doença grave.

> A espera prolongada significa demora no diagnóstico e no tratamento.

> Quanto antes se procura ajuda, melhores são os resultados.

> Cada pessoa com SFC apresenta sintomas próprios e em níveis diferentes. Em alguns casos, os sintomas são intermitentes; em outros, as coisas vão piorando lenta e progressivamente. Dizendo de outra forma, a SFC nem sempre se comporta segundo a rígida regra dos seis meses.

> Na prática, quanto antes se recebe o diagnóstico e se melhora, mais cedo se pode voltar ao trabalho. Ninguém quer agregar o desemprego e o atraso nas prestações à lista de preocupações.

Dessa forma, minha mensagem para você é: não hesite. Se você está preocupado com seus sintomas, mesmo que não esteja se sentindo bem há apenas um mês ou dois, desconsidere a regra dos seis meses e procure ajuda já. Do meu ponto de vista, se o início de seus sintomas está associado a uma infecção, a um trauma emocional ou físico ou a vacinação e, na medida do possível, você consegue descartar um histórico de outras doenças, a SFC pode ser o problema.

Como eu disse antes, *sempre* busque primeiro um diagnóstico do seu médico, mas quanto mais bem informado você estiver mais completo pode ser o exame, permitindo confirmar ou descartar o diagnóstico de SFC sem dúvidas. Este capítulo tem por objetivo assegurar que você esteja preparado para isso.

QUANDO É SFC OU NÃO?
DESCARTANDO OS DIAGNÓSTICOS DIFERENCIAIS

Em medicina, temos o seguinte ditado: "Nem tudo que ofega é asma" – significando que há uma diversidade de causas para as dificuldades de respiração. O mesmo vale para a SFC, pois vários outros distúrbios clínicos – alguns bastante sérios – podem ser a fonte dos sintomas. Uma vez que a SFC tem uma grande quantidade de diagnósticos diferenciais ou, em outras palavras, doenças com sintomas similares, você deve estar atento para que isso não prejudique seu diagnóstico.

No livro *Living with M.E.*[8] [Vivendo com Encefalomielite Miálgica], o dr. Charles Shepherd oferece uma lista de causas possíveis dos sintomas de fadiga crônica, a qual ele gentilmente me permitiu reproduzir aqui (se você suspeita de que pode estar sofrendo de algum deles, contate seu médico para obter mais informações):

Doenças do sangue

> Anemia.
> Hemocromatose.

EFEITOS COLATERAIS DE CERTAS PRESCRIÇÕES E MEDICAMENTOS VENDIDOS SEM RECEITA

Doenças gastrointestinais

> Doença celíaca.
> Doença de Crohn.
> Alergia/intolerância a comida.
> Síndrome do Intestino Irritável (SII).

Cardiopatias

> Claudicação intermitente.
> Baixa pressão sanguínea.

Disfunções hormonais

> Doença de Addison.
> Síndrome de Cushing.
> Tumores pituitários.
> Hipertireoidismo.
> Hipotireoidismo.

Infecções

> Brucelose.
> Campilobacter.
> Citomegalovírus.
> Giárdia.
> Hepatite.
> HIV.
> Leptospirose sorotipo hardjo.
> Doença de Lyme.
> Micoplasma.
> Parvovírus B19.
> Febre Q.
> Toxocaríase.
> Toxoplasmose.
> Pseudotuberculose (*Yersinia*).

Doenças do fígado

> Cirrose biliar primária.
> Doença de Gilbert.

Malignidades

> Doença de Hodgkin.

Distúrbios musculares

> Miastenia grave.
> Polimialgia reumática.
> Polimiosite.

Neuropatias
> Esclerose múltipla.
> Mal de Parkinson.

Intoxicação
> Monóxido de carbono.
> Chumbo.

Distúrbios psiquiátricos
> Ansiedade.
> Depressão.
> Síndrome da hiperventilação.
> Transtorno do estresse pós-traumático.
> Transtorno Afetivo Sazonal (TAS).
> Somatização.
> Estresse e excesso de trabalho.

Distúrbios respiratórios
> Sarcoidose.
> Tuberculose.

Doenças reumáticas
> Síndrome de Sjögren.
> Lúpus eritematoso sistêmico.

Outros problemas
> Abuso de álcool.
> Alto teor de cálcio no sangue.
> Osteomalácia.
> Síndrome do Edifício Doente.
> Apneia do sono e narcolepsia.
> Disfunção sexual.

Distúrbios coincidentes
> Excesso de exercícios físicos.
> Intoxicação por ciguatera.
> Fibromialgia.
> Síndrome da retenção de líquidos.
> Síndrome da Guerra do Golfo.
> Intoxicação por organofosfato.
> Síndrome pós-pólio.

> Eu também acrescentaria à lista artrite, transtorno bipolar, anorexia e bulimia, infecções virais ou bacterianas e obesidade. Há tantas doenças, síndromes e transtornos que imitam a SFC que é essencial obter o diagnóstico mais completo e confiável possível. Se você tiver problemas com seu médico, por ele não acreditar em SFC ou por achar que você não tem a doença, estude essa lista com muito cuidado a fim de descartar diagnósticos diferenciais.

Seu papel é vital no diagnóstico

EMBORA SE ESPERE QUE seu médico lhe ofereça uma investigação completa a fim de chegar a um diagnóstico, você também tem papel vital no processo.

Seu histórico médico

Como o diagnóstico da SFC é repleto de problemas, uma forma de começar é dedicar alguns minutos a analisar o curso de seus sintomas e seu histórico médico geral. Observe as seguintes categorias – quanto mais clareza você tiver sobre elas, mais eficiente será o processo de diagnóstico:

> **Sintomas.** O início foi gradual ou repentino? Que fatores a desencadeiam? Considere a variação de sintomas ao longo do dia – o que você sente e quando e o que parece fazer melhorar ou piorar o quadro.
> **Histórico de outras doenças.** Que doenças semelhantes à SFC (veja lista nas p. 47-9) você vivenciou e pôde contar a seu médico?

VENCENDO A FADIGA CRÔNICA

> **Tratamentos prévios.** Anote-os para debater com seu médico o que funcionou ou não.

> **Histórico de saúde mental.** Como eu disse, não acho que depressão cause SFC, mas ambas podem coexistir – e isso é comum. Então é importante considerar essa questão.

> **Viagens recentes.** Você viajou para o exterior nos últimos tempos? Em caso positivo, recebeu alguma vacina? Quais eram os padrões de higiene no local em que você ficou? A água era potável? A comida era preparada adequadamente?

> **Histórico sexual.** Você praticou sexo sem proteção com outras pessoas cujo histórico você desconhecia antes do início dos sintomas?

> **Estilo de vida.** Você foi submetido a um período prolongado de estresse? Costuma trabalhar dia e noite? Recentemente passou por luto, perda de emprego, gravidez ou outra mudança de vida significativa?

> **Histórico geral.** Alguém mais em sua família recebeu o diagnóstico de SFC ou lutou para se recuperar depois de uma infecção viral ou bacteriana grave? Portadores de SFC têm demonstrado diferenças genéticas em comparação com suas contrapartes saudáveis; então, se alguém de sua família recebeu o diagnóstico SFC ou apresenta fadiga e outros sintomas de SFC, você pode ser mais vulnerável.

> **Alergia e sensibilidade a produtos químicos.** Alergias alimentares e sensibilidade a produtos químicos não são raros em portadores de SFC, e essas reações podem fazê-lo sentir-se exausto, dolorido e provocar brotoejas. Se você vive perto de uma propriedade rural, intoxicação por organofosfato também pode ser a causa.

Registro do padrão de sono

Já que muitas pessoas com SFC relatam problemas para dormir, eu gostaria que você mantivesse um diário do sono. Quando você começar a se recuperar e seu relógio biológico se acertar, haverá uma melhoria em sua capacidade de dormir. Porém, até esse momento, será útil anotar seus padrões de sono noturno atuais. Registre seus sintomas durante uma semana ou duas. Isso vai estabelecer um "nível-base" ou ponto de início a partir do qual você pode medir a melhoria.

Use o modelo a seguir para ajudá-lo nesse objetivo.

	Seg.	Ter.	Qua.	Qui.	Sex.	Sáb.	Dom.
Meia-noite às 2h							
2h às 4h							
4h às 6h							
6h às 8h							
8h às 10h							
10h às 12h							
12h às 14h							
14h às 16h							
16h às 18h							
18h às 20h							
20h às 22h							
22h à meia-noite							

Níveis atuais de atividade

Usando novamente a tabela anterior (sugiro que você faça uma cópia ou registre em um caderno), analise suas capacidades atuais. Escolha um dia médio de quando você era saudável, antes do início dos sintomas, e registre suas atividades típicas: anote simplesmente "assisti à TV", "preparei o café", "tirei um cochilo", "dormi" etc. Não se preocupe se na maioria das noites você simplesmente escrever "dormi". É importante documentar todos os seus comportamentos e atividades.

Depois de registrar seu dia "saudável", repita o exercício, mas desta vez descreva um período típico de 24 horas com SFC.

Enxergar as diferenças entre o que você era capaz de fazer antes de adoecer e agora pode ser um pouco chocante quando visto dessa maneira, mas é importante para um diagnóstico bom, firme. Também é importante para você e a sua recuperação. Você precisa estar bem consciente de como essa doença debilitante afeta sua vida de modo específico – porque cada caso é um caso. Seja o mais preciso possível quanto a suas capacidades. Não se force demais porque está anotando as atividades. Apenas seja honesto.

Compartilhe todas essas informações com seu médico, mesmo que ele dê apenas uma olhada rápida. Pelo menos você estará mantendo-o "por dentro". Também recomendo um diário para registrar seu progresso e acompanhar seu nível de recuperação. Conforme seu corpo começa – e continua – a se curar, sua capacidade de dormir aumenta.

Dicas importantes para se comunicar com seu médico

Visitar seu médico pode ser intimidante em momentos bons, mas o encontro pode ser ainda mais preocupante quando você está com as dores da SFC. Sem dúvida você está se sentindo exausto, vulnerável e pode até ter dificuldades específicas de comunicação, como baixa concentração e falhas de memória ou uso errado de palavras (problemas em lembrar ou identificar vocábulos). Aqui vão algumas dicas para ajudá-lo nesse processo de comunicação:

> **Leve um amigo ou membro da família.** Ele pode dar apoio moral e também ajudar a transmitir suas principais preocupações e necessidades. Certifique-se de que seu acompanhante conheça bem sua situação para poder agir melhor como seu defensor.
> **Faça uma lista de suas principais preocupações.** Alguns médicos darão a você o tempo de que precisar, enquanto outros o pressionarão e quase o colocarão porta afora antes que você sequer tenha se sentado. Quanto mais bem preparado você for para a consulta, mais vai extrair dela.
> **Seja educado, mas firme.** Você tem uma doença grave e merece respeito. Não seja despachado com uma atitude indiferente ou um tratamento inadequado. Os médicos estão ali para ajudá-lo.

E, finalmente, não se esqueça de obter o diagnóstico completo de SFC de seu médico – as diretrizes apresentadas neste capítulo devem ajudá-lo a atingir esse objetivo.

NOTAS

1. Os Centers for Disease Control and Prevention (Centros para o Controle e a Prevenção de Doenças), ligados ao Department of Health and Human Services dos Estados Unidos (equivalente ao Ministério da Saúde brasileiro), controlam diversos órgãos especializados em todo tipo de problemas ligados à saúde e à qualidade de vida. Cabe a esses órgãos estabelecer os protocolos de tratamento e prevenção das doenças. [N. T.]

2. Carruthers e Van de Sande, 2005.

3. Shepherd, 1999.

4. De Meirleir e Englebienne, 2002.

5. Teitelbaum, 2007.

6. Shepherd, 1999; Teitelbaum, 2007; Carruthers e Van de Sande, 2005.

7. Carruthers e Van de Sande, 2005.

8. Shepherd, 1999.

4 Fibromialgia e depressão: primos-irmãos da SFC

DECIDI ESCREVER SEPARADAMENTE sobre fibromialgia (FM ou SFM) e depressão porque costuma haver confusão sobre seus papéis quanto à SFC, com debates intermináveis entre médicos, psicólogos e outros profissionais, assim como quanto às diferenças entre elas. Alguns alegam que são apenas nomes diferentes para a mesma doença, já outros acreditam que são distúrbios separados, embora com certo grau de sobreposição – isso torna o diagnóstico e o tratamento ainda mais problemáticos; então, esclarecimento é essencial. Do meu ponto de vista, são três doenças distintas, isoladas. O problema é que as pessoas com SFC ou fibromialgia geralmente são tratadas como se tivessem depressão quando, na verdade, não têm.

Fibromialgia (FM ou SFM)

ACREDITA-SE QUE MILHÕES DE pessoas em todo o mundo tenham Síndrome da Fibromialgia (SFM)[1]. Assim como a SFC, ela também é uma doença crônica, incapacitante. Porém, diferentemente da SFC, seu sintoma principal é a dor extrema nos músculos e tendões. Assim, embora a fadiga com frequência seja um sintoma associado, as pessoas com fibromialgia descreveriam primeira e principalmente a extrema dor muscular de que sofrem. Também a dor não parece ser "fixa", movendo-se pelo corpo.

Infelizmente, como com a SFC, muitos médicos ainda agregam a fibromialgia ao "estatuto do hipocondríaco", mas a

VENCENDO A FADIGA CRÔNICA

doença é bem real. A causa exata ainda está aberta ao debate, mas acredita-se ser estresse crônico, um vírus ou algum tipo de trauma (como uma batida de carro ou abuso sexual ou físico), ou ainda uma combinação disso, o que leva os hormônios e outros elementos corporais a enlouquecer e funcionar mal[2]. Os pesquisadores ainda não sabem direito por que isso acontece, mas no Capítulo 6 apresento minha teoria de como duas causas diferentes – a psicológica e a física – podem levar a uma única doença.

Aqui estão alguns dos muitos sintomas associados à fibromialgia. Quantos deles você tem?

> Músculos e tendões doloridos.
> Mal-estar (como de gripe) e desconforto.
> Dores e sensibilidade geral no corpo.
> Distúrbios do sono.
> Piora de sintomas após exercícios.
> Dificuldade de concentração e confusão mental.
> Dor crônica nas costas.
> Músculos rígidos.
> Sintomas de ansiedade.
> Depressão.
> Raiva.
> Exaustão extrema.

Se você acha que pode ter fibromialgia, fale com seu médico. Para saber mais sobre o problema, consulte as Referências bibliográficas, p. 219.

Depressão

QUALQUER PESSOA COM SFC que já procurou ajuda médica ouviu em algum momento que seus sintomas são causados por depressão. Mas essa é uma afirmação verdadeira? Bem, sim... e não.

Como psicóloga clínica que tratou muitas pessoas com transtornos do humor e escreveu sobre o assunto, posso garantir que SFC e depressão são duas doenças completamente diferentes. Porém, elas têm traços comuns e pode haver sobreposição de sintomas. Talvez você esteja sofrendo de sintomas depressivos independentemente da SFC, muito provavelmente por causa de uma vulnerabilidade genética para ter humor instável. Talvez desenvolva esses sintomas psicológicos em consequência de baixa qualidade de vida, associada à natureza permanente de uma doença crônica séria, ou sofra de distúrbios de humor em razão de alterações biológicas causadas pela SFC em si. Vírus, alteração funcional dos neurotransmissores cerebrais[3] e citocinas (substâncias do sistema imunológico secretadas para combater agentes infecciosos) levam a sintomas de depressão. Porém, não é certo que só porque você tem SFC automaticamente terá depressão.

Se você sofre de SFC, não só experimenta dor física como também pode se tornar refém dela, o que traz uma imensidão de preocupações e ansiedades aparentemente insuperáveis, isolamento social e solidão, rompimento de relacionamentos e problemas financeiros. Até a luta para fazer a higiene pessoal pode ser suficiente para causar um desânimo patológico. Se você tiver a má sorte de consultar um médico ou psicólogo insensíveis, que entendem cada sintoma de depressão que você expressa como um sinal de doença mental e se recusam a admitir a ideia de causa física, esta seção é dedicada especialmente a você.

Os critérios diagnósticos:
diferenças entre depressão e SFC

Aqui vão algumas das principais diferenças entre as duas doenças:

> Apesar de ambos os grupos de pacientes reclamarem de fadiga, na SFC a exaustão é muito mais constante, ampla e incapacitante. É o sintoma principal da SFC e tende a ser exacerbado pelo exercício (indisposição pós-esforço). Na verdade, eu diria que ela é um bom indicador de diagnóstico para a SFC, se não estiver associado a transtorno do humor.

> A existência de sintomas físicos especiais, ou sintomas "como de gripe" – inchaço, gânglios sensíveis, dor de garganta, tosse, disfunção de temperatura e contração muscular – é uma característica inconfundível da SFC, mas não de depressão.

> Com depressão, as pessoas geralmente se sentem apáticas e perdem todo o interesse por atividades que antes apreciavam ou extraem pouco prazer delas (anedonia). A maioria das pessoas com SFC não vê a hora de se recuperar, então consegue participar ativamente das antigas alegrias da vida. Por conta disso, em geral sentem-se frustradas e impacientes diante da ausência de recuperação.

> Pessoas deprimidas costumam não querer sair da cama pela manhã porque acreditam que o dia não levará a nada além da falta de esperança e do desespero. Ao contrário, as pessoas com SFC não conseguem sair da cama porque simplesmente não têm energia ou força para isso.

> Quando as pessoas com SFC saem ou se exercitam demais, podem se sentir pior tanto mental quanto fisicamente, ge-

ralmente levando a uma recaída prolongada. Porém, quando indivíduos com depressão se esforçam e, digamos, vão a uma festa, eles costumam se sentir melhor por terem feito esse esforço.

> Esforço mental na SFC pode piorar os sintomas físicos e psicológicos. Na depressão, não há efeito danoso.
> Os portadores de SFC costumam ter sintomas de distúrbios imunológicos, como gânglios inchados, fadiga e aumento de temperatura, ao contrário dos que têm depressão.
> Pessoas deprimidas apresentam baixa autoestima, enquanto na SFC a autoestima permanece intacta.
> Na depressão, pensamentos suicidas podem ser generalizados. Na SFC, tendem a ser temporários.

Tanto a SFC quanto a depressão são doenças sérias. Com frequência, ambas são tratadas como fingimento por médicos e psicólogos e podem levar ao suicídio. Por isso é vital que você monitore seus níveis de humor e seus sintomas físicos.

Você está deprimido?

SE VOCÊ TEM SFC, é natural que se sinta deprimido e ansioso de alguma forma ao longo do caminho. Na verdade, *não* ter uma reação emocional forte a uma doença devastadora me parece anormal e pode até indicar negação. No Capítulo 9, explico como lidar com essas emoções, mas por enquanto permita-se apenas ser humano. Permita-se sentir o que sente, mas se suas emoções se tornarem insuportáveis ou difíceis de aguentar procure ajuda de seu médico imediatamente. A SFC por si só, sem outras pressões, já é difícil.

Porém, como os sintomas de depressão – inclusive dificuldade de concentração, confusão, fadiga, tendência ao choro, ansiedade, distúrbios do sono – também são evidentes na SFC, às vezes é complicado diferenciar as duas síndromes.

Se você suspeita de que está deprimido, responda às seguintes perguntas[4] ligadas ao diagnóstico-padrão que seu médico estará procurando. Você:

1 Sente uma tristeza profunda, falta de esperança ou desespero?
2 Perdeu o interesse em atividades que normalmente lhe davam prazer?
3 Notou uma mudança significativa em seu apetite, seja para comer mais, seja para comer menos?
4 Desenvolveu problemas ou mudanças no padrão de sono, seja dormindo demais, seja dormindo menos?
5 Sente-se letárgico ou apático?
6 Sente-se mais cansado do que de costume?
7 Está experimentando uma sensação persistente de desânimo ou culpa?
8 Está com dificuldade para pensar ou de se concentrar?
9 Pensa em suicídio?

Se você respondeu "Sim" a cinco ou mais perguntas e tem vivenciado as mudanças há pelo menos duas semanas, pode estar sofrendo de algum nível de depressão e deve procurar ajuda já. Porém, se você não preenche esses critérios, seus sintomas não são causados pela doença depressiva. Se seu médico tentar rotular seus sintomas como depressão, chame a atenção dele para esse *checklist* diagnóstico.

Os três tipos de depressão

Se você tem SFC e também sofre de depressão, é essencial que esclareça a natureza exata de seu transtorno de humor. Um dos maiores problemas com o *checklist*-padrão do diagnóstico da depressão apresentado anteriormente é que, mesmo incluindo as principais categorias de sintomas da depressão, deixa de identificar a causa subjacente. Ou seja, você pode estar deprimido, mas não vai saber ao certo por quê. Assim, se os médicos não conseguem descobrir a causa de sua depressão, seu tratamento pode ser inadequado. Exatamente como na SFC, não existe hoje um exame diagnóstico definitivo para depressão, sendo feito geralmente com base em um autorrelatório subjetivo. Enquanto muitos médicos e psicólogos reúnem todos os casos de depressão na mesma categoria, minha pesquisa demonstrou que há pelo menos três tipos diferentes que devem ser tratados de maneiras diversas. Antidepressivos e psicoterapias não são intercambiáveis; na verdade, o uso indiscriminado e incorreto deles pode levar à manutenção ou até à piora dos sintomas. Para maximizar o sucesso do tratamento, é sempre melhor adequar a terapia ao tipo específico de depressão. Estas, em minha visão clínica, são as três principais categorias diferenciadoras da depressão:

1. Depressão primária (ou biológica)

Nesse tipo de transtorno do humor, determinados elementos químicos cerebrais (neurotransmissores) funcionam mal, provocando distúrbios de humor patológicos e outros sintomas de depressão. Nesses casos, provavelmente a psicoterapia sozinha não tratará o problema efetivamente e supõe-se que antidepressivos funcionarão melhor. Portanto, se seus sintomas de depressão "saíram do nada" e não podem ser ligados a nenhum fato estressante da vida, e se antidepressivos funcionam tão bem que você não sente mais necessidade de conversar com um terapeuta, a depressão biológica é a causa provável.

Algumas pessoas não gostam de falar de antidepressivos porque acreditam erroneamente que seja a opção "do fraco", mas a depressão biológica é uma doença comprovada, assim como diabetes ou câncer. Eu diria, porém, que se você tem SFC além da depressão pode sentir o corpo sobrecarregado pela forte medicação e, consequentemente, ter problemas para lidar com as drogas. Se for seu caso, peça ao médico que comece com uma dose menor de antidepressivos e a aumente conforme a necessidade.

2. Depressão secundária (efeito colateral comum de medicação ou sintoma de uma doença física subjacente)

É a categoria mais frequentemente relegada de doença depressiva e, acredito, fonte de muita confusão sobre o transtorno, levando a um atraso no diagnóstico e no tratamento.

Determinadas doenças ou medicamentos, tanto sem receita como prescritos[5], podem realmente produzir sintomas de depressão, mesmo quando não há evidência de sofrimento psicológico ou problemas pessoais. Em outras palavras, doenças físicas são capazes de produzir sintomas psicológicos mesmo quando não há crise emocional de qualquer tipo. Sofrimento emocional também pode ser sintomático de efeitos colaterais desagradáveis de certos medicamentos, álcool e drogas ilícitas (veja no Apêndice A, p. 213, uma lista completa dos imitadores de depressão).

3. Depressão terciária

Às vezes chamada de depressão exógena ou reativa, trata-se de uma reação emocional adversa a um grande acontecimento difícil da vida, como divórcio, perda de emprego, luto ou doença.

Nesses casos, as pessoas conseguem geralmente identificar a causa provável de seus sintomas e se sentem traumatizadas psicologicamente pelo fator estressante. Qualquer problema pessoal mais grave (ou às vezes até menos) pode abalar nossas estruturas e nos tirar de nossa posição de bem-estar mental.

Assim, se há um fator desencadeante definido – e a SFC *é* um exemplo potencial –, considere a depressão terciária uma possibilidade. Com sorte, seu médico será capaz de encaminhá-lo a um psicólogo ou terapeuta para psicoterapia.

EM RESUMO...

> Depressão e SFC são duas doenças diferentes, embora possa haver sobreposição de sintomas, o que leva à confusão no diagnóstico.
> Não há exames diagnósticos definitivos para depressão ou para SFC, mais uma vez levando à confusão no diagnóstico.
> Portadores de SFC também podem desenvolver depressão como transtorno distinto.
> Da mesma forma, pessoas com depressão podem acabar com SFC.
> Portadores de SFC podem desenvolver sintomas de depressão em consequência de uma ruptura neuroquímica provocada pela doença.
> Portadores de SFC podem desenvolver depressão devido ao confinamento de longo prazo provocado pela doença e à redução da qualidade de vida.

Agora, com seu diagnóstico de SFC confirmado, podemos passar às causas do problema.

NOTAS

1. Teitelbaum, 2007.
2. Neurotransmissores são substâncias químicas liberadas pelos neurônios, no caso os cerebrais. [N. R. T.]
3. Ali, 2003; Buskila e Newman, 2005.
4. Downing-Orr, 1998; Downing-Orr, 2000.
5. *Ibidem.*

5 Teorias tradicionais sobre as causas da SFC

CONFORME VIMOS, ATÉ OS ELEMENTOS BÁSICOS DA SFC – como o próprio diagnóstico – são permeados de conflitos, confusão e debates. Essa disputa reflete a longa batalha para legitimar a SFC como problema de saúde e, embora somente agora os médicos estejam começando a levar a área a sério, a batalha continua. Certamente demos grandes passos para compreender a SFC, mas ainda há um longo caminho a percorrer, e a discussão sobre as causas da doença permanece um dos maiores obstáculos para seu tratamento efetivo dentro da medicina tradicional. As opiniões recaem em dois campos distintos: o psicológico e o biológico. Proponentes da visão psicológica dominam a área, e a posição deles é forte, deixando pouco espaço para explicações alternativas.

A história dos tratamentos de SFC

DEVERIA PARECER ÓBVIO QUE tratamentos psicológicos por si sós não conseguem curar problemas clínicos, embora possam apoiar as pessoas no processo de recuperação, pois foram criados para isso. Devido a essa incoerência, muitos me pedem para explicar os motivos pelos quais os tratamentos psicológicos conseguiram dominar a área. A breve história da SFC, a seguir, ajudará a esclarecer a situação.

Acredita-se que a SFC seja uma doença moderna, então você pode se surpreender ao saber que relatos de sintomas da doença foram identificados há centenas de anos. Na época, não havia síndrome médica reconhecida que respondesse pelo estranho conjunto de sintomas exóticos que agora são chamados de SFC, mas acreditava-se que tivessem origem física.

O transtorno foi formalizado pela primeira vez em 1750, quando Sir Richard Manningham, um médico, o chamou de febrícula (pequena febre). Cerca de cem anos mais tarde, o conjunto de características da SFC que hoje nos é familiar – especialmente exaustão, alta temperatura e mal-estar – ganhou um novo rótulo: neurastenia. Só em 1930 a elite médica começou a usar o nome moderno mais familiar de Encefalomielite Miálgica (EM) e, apesar de o termo SFC (cunhado nos anos 1980) ser hoje preferido, EM ainda é comumente usado.

Até aqui, tratava-se de algo físico. Mas em 1955, apesar da antiga aceitação histórica dos sintomas "como os de gripe" e, além disso, físicos, o surgimento de uma doença misteriosa, aparentemente viral, em um hospital de Londres originou a visão médica corrente de que os sintomas de SFC são resultado de nada além da histeria do paciente. Eis o que aconteceu.

No verão de 1955, vários pacientes foram internados no Royal Free Hospeital com uma gama de sintomas suspeitos de infecção, como problemas gástricos, queixas respiratórias, dor de garganta, febre e gânglios inchados – típicos de uma infecção forte por vírus ou bactéria. Em vez de apresentarem a recuperação esperada, porém, muitos desses pacientes desenvolveram uma nova gama de sintomas intrigantes, inclusive disfunção cerebral, dores musculares intensas, exaustão, mal-estar, frio nas extremidades e perturbações visuais. Além disso, algumas pessoas da equipe que tinham tratado esses pacientes também adoeceram. Os médicos do Royal Free inicialmente eram unânimes em seu diagnóstico de que a causa dos sintomas era alguma forma de

VENCENDO A FADIGA CRÔNICA

agente infeccioso viral ou bacteriano. Porém, eles não foram capazes de descobrir a fonte precisa da infecção.

Até mesmo em função dos métodos limitados de investigação da época, é provável que questionamentos de pesquisa médica posteriores tivessem dado conta da linha de pesquisa de infecção, não fosse por dois psiquiatras – os drs. Colin McEvedy e Alfred William Beard – que concluíram (alguns anos depois) que os sintomas da deflagração do Royal Free não tinham sido físicos, mas eram produto da histeria coletiva[1] de uma ala. Segundo eles (com base em evidências indiretas analisadas quinze anos depois), um paciente do hospital ficara excessivamente ansioso e histérico (apesar de o motivo exato para isso continuar inexplorado), desencadeando uma reação neurótica em cadeia por toda a ala e entre alguns membros da equipe. Assim, eles argumentaram que não se tratava de uma infecção viral, mas psicológica.

Embora naquele momento a comunidade médica tivesse perdido o interesse na doença do Royal Free, o rótulo psiquiátrico pegou. Os psiquiatras ignoraram completamente os sinais físicos da doença – gânglios inchados, dor de garganta, confusão, dificuldade de respirar etc. –, mas o dano estava feito. A partir de então, qualquer um com sintomas de SFC era rotulado de neurótico, fingido e instável mentalmente.

Os drs. McEvedy e Beard escreveram sobre o Royal Free. O *paper* teve tanta influência que a SFC se tornou uma doença psicossomática pronta para alçar voo. E, embora em 2009 sua classificação tenha mudado de doença psiquiátrica para distúrbio clínico, velhos hábitos são difíceis de mudar, e a visão de histeria ainda tem influência.

Por mais que traços psicológicos sejam comuns na SFC, seja porque são um sintoma do problema em razão das circunstâncias terríveis de seus portadores, psicólogos e médicos de hoje deixam de captar a natureza exata desse sofrimento e a visão psicossomática da SFC permanece. O resultado é que, longe de ser ajudados, muitos pacientes são insultados, desacreditados e, finalmente, abandonados.

Das trevas vem a luz, porém. Alguns pioneiros reconheceram as falhas científicas e as limitações desses diagnósticos e pontos de vista de tratamento e trabalharam incansavelmente para descobrir a verdadeira natureza do transtorno e criar tratamentos eficazes. Somos, porém, uma raça solitária, e estamos lutando contra um *lobby* poderoso.

Discutirei as causas biológicas e psicológicas da SFC no próximo capítulo. Porém, uma vez que os tratamentos aceitos hoje se baseiam na compreensão psicológica da doença, é importante que você esteja totalmente consciente dessas práticas, já que elas são a base para os tratamentos disponíveis. Os principais tratamentos oferecidos vêm na forma de terapia cognitivo-comportamental e terapia do exercício gradual.

Terapia cognitivo-comportamental (TCC)

Muitos de vocês conhecem a TCC, atualmente a forma de psicoterapia mais influente no mundo, não só para a SFC. Inicialmente idealizada nos anos 1950 como terapia cognitiva, seu propósito original era tratar a depressão, cujo tratamento foi adaptado e agora é usado para ajudar pacientes a lidar com todo tipo de problemas psicológicos e clínicos, inclusive distúrbios alimentares, dependência química, ansiedade e fobias.

Ao contrário de outras linhas psicoterapêuticas importantes, que são dominadas pelo terapeuta, a TCC foi aclamada como revolucionária porque ensina aos pacientes as habilidades para enfrentar suas dificuldades. Em suma, com a TCC os pacientes se tornam terapeutas de si mesmos. Isso pode contribuir para fortalecer o indivíduo – quando, é claro, a estratégia é utilizada adequadamente. Entretanto, geralmente não é isso que acontece quando se fala em SFC. O resultado é que os pacientes com frequência deixam de melhorar e costumam também levar a culpa por sua falta de recuperação. Mais adiante (veja o Capítulo 8), explicarei quando e como a TCC pode ser eficaz contra esse problema.

A filosofia central da TCC é que seus pensamentos, suas emoções e seu comportamento estão tão interconectados que todos se influenciam entre si. Assim, se você se *sente* de determinada maneira, vai desenvolver pensamentos e comportamentos correspondentes, compatíveis com essas emoções. Por exemplo, se você se sente deprimido, seus pensamentos e ações vão refletir seu humor – você se tornará triste, apático, terá uma mentalidade negativa e, portanto, se isolará. Ao contrário, quando está feliz, você se sente alegre e manifesta sua euforia em pensamentos e comportamentos: você foca apenas no positivo e em tudo que está certo no mundo, cumprimenta as pessoas com um sorriso sincero e se entusiasma com as alegrias de estar vivo.

A TCC também aborda a natureza subjetiva dos seres humanos. Isso significa que somos geralmente incapazes de analisar fatos da nossa vida de modo objetivo, pois estamos carregados demais emocionalmente para pensar com clareza. Quando nos vemos diante de uma crise, por exemplo, achamos difícil recuar, manter uma visão objetiva e tranquila dos fatos e chegar a uma resposta construtiva. Em vez disso, em geral entramos em pânico, ficamos ansiosos e automaticamente recorremos ao pensamento catastrófico – que, por sua vez, nos faz sentir pior e pode nos levar a tomar decisões erradas. A TCC ajuda a desenvolver uma abordagem mais equilibrada ao analisar o que é estressante na vida, a fim de que não seja preciso recorrer imediatamente ao pânico.

A TCC EM AÇÃO

A seguir, um exemplo bem-humorado da natureza humana segundo o paradigma da TCC.

Três homens ficaram desempregados durante um longo período e conseguiram agendar uma entrevista de seleção. Na manhã da entrevista, depois de saírem de casa, de repente e sem aviso ouvem um estrondo de trovão, os céus se abrem e a chuva começa a cair. Uma vez que a previsão do tempo informara tempo ensolarado para o dia e a chuvarada é totalmente inesperada, os três homens haviam deixado o guarda-chuva em casa e estavam, consequentemente, ensopados até os ossos. Como cada um reage?

O primeiro homem fica muito negativo e pessimista. A verdadeira personificação da ruína e da tristeza: "Eu sabia que isso ia acontecer! Nunca nada dá certo para mim! Toda vez que faço mudanças positivas na vida e tento seguir adiante, tudo se volta contra mim. Não tenho por que ir à entrevista agora. Para quê? Sou um fracassado. Eles vão ver isso e rir da minha cara". Com esse comportamento abatido e desolado, o homem número um vai direto para casa e não aparece na entrevista.

O segundo homem se sai um pouco melhor, mas sua resposta é completamente diferente. Ele fica tão nervoso com sua aparência desalinhada e encharcada que começa a entrar em pânico sobre a entrevista: "O que eles vão pensar?" Então, ansioso e irritado, começa a suar, seu coração palpita e ele sente os joelhos fraquejarem. Seu pulso está tão rápido que ele pensa que o coração vai sair pela boca. Os sintomas são tão graves que ele descarta totalmente a entrevista e corre para o pronto-socorro mais próximo, aterrado e convencido de que está tendo um enfarte.

O terceiro homem reagiu com otimismo. Estava feliz por ter sido só uma chuva. "A situação poderia ter sido pior", ele pensou – e se fosse um bando de pombos? Ele foi direto para a entrevista e conseguiu o emprego. Uma situação, três homens, três reações: essa é a essência da TCC.

Nos capítulos seguintes, vamos observar as múltiplas estratégias eficazes da TCC para o tratamento da SFC. Quando aplicadas de forma adequada, essa terapia é realmente muito bem-sucedida.

Terapia do exercício gradual (TEG)

A TERAPIA DO EXERCÍCIO gradual (TEG) geralmente caminha lado a lado com a TCC como principal terapia oferecida a pessoas com SFC. A estratégia tem foco reabilitativo. Seu objetivo é ajudar as pessoas a recuperar o vigor e o preparo físico depois de uma doença grave, usando uma série de exercícios escalonados que partem de êxitos anteriores. Por exemplo, na primeira semana você anda um quarto de quarteirão, na segunda, meio quarteirão, e assim por diante. Na teoria, a TEG é muito bem-sucedida, mas apenas quando o corpo está em um estado no qual a recuperação é possível, ou seja, quando a pessoa já superou a doença e está a caminho do restabelecimento completo. Infelizmente, o problema com a SFC é que as pessoas que ainda estão dominadas pela doença são fisicamente incapazes de participar de um tratamento tão cansativo. Na verdade, a TEG pode até fazer as pessoas com SFC piorar[2].

TCC E TEG – QUANDO NÃO USAR

Eis aqui um exemplo para ajudá-lo a compreender melhor seus sintomas – e os motivos pelos quais os tratamentos e os profissionais de saúde o decepcionaram.

Vamos dizer que você caiu e quebrou a perna. Porém, em vez de obter um exame inicial, uma radiografia e talvez ser submetido a uma cirurgia para consertar o osso, quando chegou ao pronto-socorro foi informado de que não havia nada de errado do ponto de vista médico e liberado, sem quaisquer exames clínicos ou físicos.

Você vai para casa e a dor na perna não melhora. Volta ao médico, que insiste que está tudo normal e dentro do esperado. Afinal, você realmente caiu, então deve esperar certo nível de dor, inchaço e limitação do movimento. É mandado para casa novamente. Porém, a dor na perna persiste e você retorna ao médico. A essas alturas, está cada vez mais ansioso, mas ninguém parece levá-lo a sério. Você não precisa de um médico, dizem, mas de um psicólogo. E, apesar de ainda acreditar que seus sintomas são físicos, você obedientemente aparece na hora marcada com o terapeuta.

O psicólogo concorda com o médico e uma série de TCC é recomendada para ajudá-lo a recuperar seu equilíbrio emocional; um programa de TEG é formulado para fortalecer os músculos – agora desgastados – da perna. Você é instruído a caminhar um pouco mais a cada dia até que seu membro atrofiado recupere o condicionamento e a forma. Então, e só então, seu nível de ansiedade diminui. Conformado, você sai do consultório e faz o melhor que pode para seguir o plano traçado pelo psicólogo com tanto cuidado. Exceto, é claro, pelo fato de não conseguir. Você tenta se forçar, apesar da dor, mas no dia seguinte a perna está ainda pior. Você não melhora. O médico e o psicólogo se cansam do seu aparente bloqueio mental pela recuperação. Você desiste. Eles desistem. Você então é abandonado com seus sintomas.

É claro, no caso de uma perna quebrada, a resposta do médico é claramente absurda, até ridícula. Porém, substitua a perna quebrada pela SFC, e isso é exatamente o que acontece a incontáveis portadores da doença.

Conclusão

EMBORA DIVERSOS MÉDICOS E psicólogos argumentem a favor do uso de TCC e TEG contra a SFC[3], aludindo a níveis de êxito altíssimos, as informações deles podem estar incorretas por não levarem em consideração alguns aspectos importantes. A maioria das pessoas que participa de pesquisas de tratamento de TCC e TEG tende a ser afetada pela síndrome de forma leve ou moderada; além disso, está suficientemente bem para avaliar o tratamento e participar da pesquisa. Quem sofre da forma mais grave da doença – eu, por exemplo – estaria debilitado demais para participar, para começar. Muitos pacientes também se sentem pressionados a fornecer "boas notas", tanto para ser educados com alguém que conhecem quanto por expectativa social, ou por medo de que o tratamento e os cuidados lhes sejam negados no futuro se não derem uma resposta favorável. Uma pesquisa conduzida em 2009 na Stony Brook University, de Nova York, aponta o problema das "respostas socialmente desejáveis", nas quais os pacientes afirmaram se sentir muito melhor do que realmente estavam em função de um senso de dever para com os profissionais de saúde[4].

Ou seja, embora a TCC e a TEG realmente ocupem lugar significativo no cuidado das pessoas com SFC, elas devem ser usadas somente depois de as causas fundamentais da doença terem sido abordadas e estar sendo tratadas, e de a recuperação estar em curso. Precisamos olhar para o quadro geral e fazer uma coisa de cada vez, começando com as causas da SFC – o que faremos a seguir.

NOTAS

1. McEvedy e Beard, 1970.

2. Mason Brown, s/d; Twisk e Maes, 2009.

3. Gelder *et al.*, 2006.

4. Friedberg e Sohl, 2009.

6 Explicando as verdadeiras causas da SFC

DEVERIA SER ÓBVIO, a essas alturas, que as teorias psicossomáticas sobre as causas da SFC sustentadas por muitos médicos e psicólogos não só são errôneas e condescendentes como também não reconhecem nem explicam a enorme quantidade de sintomas biológicos (como especificados nos critérios canadenses). Além disso, elas ignoram a evidência dos pioneiros na pesquisa da doença, como Byron Hyde, da Nightingale Foundation, Jay Goldstein, Jacob Teitelbaum e Kenny De Meirleir, entre outros.

Minha teoria visa explicar a doença mais completamente. Do meu ponto de vista, os seguintes fatores estão ligados ao desenvolvimento da SFC:

> Geralmente há suscetibilidade genética.
> É necessário um fator desencadeante biológico ou psicológico.
> O corpo passa a funcionar mal em reação a esse fator desencadeante ou entra em "curto-circuito".
> O corpo deve ser incapaz de se recuperar e readquirir a saúde.
> O estresse causado por sintomas prolongados e debilitantes serve para reforçar a doença.

Em consequência disso, o corpo fica suspenso em um estado de "caos" biológico e psicológico. Em outras palavras, a SFC é causada quando os sistemas inatos de cura do corpo entram em curto-circuito e deixam de se autocorrigir. Apesar de infecções virais e bacterianas serem vistas como as principais causas da doença em pessoas geneticamente suscetíveis[1], outros fatores desenca-

VENCENDO A FADIGA CRÔNICA

deantes biológicos foram documentados nas pesquisas[2] (vacinas e inseticidas, por exemplo). Trauma psicológico na forma de luto ou divórcio e trauma físico, assim como acidentes automobilísticos, cirurgia ou parto também produzem os sintomas de SFC.

Em ambos os casos – o trauma físico ou psicológico –, o fator estressante provoca as mesmas reações fisiológicas. Quando o corpo está sob ameaça, reage ativando certas substâncias químicas neurológicas, imunológicas e endócrinas (como adrenalina, cortisol e o fator de ativação plaquetária) que o ajudam a enfrentá-la. Em pessoas saudáveis, esses bioquímicos logo voltam ao normal e a se dedicar a suas tarefas de sempre. Com a SFC, porém, o corpo não se ajusta da maneira previsível, deixando a pessoa em um estado de enfermidade do qual é difícil ou quase impossível recuperar-se.

Em alguns casos é um trauma isolado que dispara esse ciclo, enquanto em outros o corpo fica enfraquecido depois de um período prolongado de estresse, tornando-se mais susceptível ao colapso trazido por uma infecção. Além disso, como as doenças crônicas alimentam o ciclo de mais estresse e sofrimento, o corpo fica travado em um estado ainda mais enfraquecido, levando ao desenvolvimento da SFC.

Diversidade de sintomas

A ENORME DIVERSIDADE DE sintomas da SFC significa que ela não é uma doença padronizada, sendo por isso tão difícil diagnosticá-la e pesquisá-la. O exemplo a seguir pode ajudá-lo a compreender melhor esse aspecto do problema.

Quando descrevo o colapso do funcionamento normal do corpo na SFC, geralmente uso a analogia de um fio de luzinhas de

Natal. Se temos 100 lâmpadas em uma árvore, ela só estará completamente iluminada se todas funcionarem; da mesma forma, o corpo humano precisa de todos os seus subsistemas fisiológicos e psicológicos para funcionar em harmonia. Se uma lâmpada não está funcionando, a árvore não pode ser completamente acesa. Então em uma árvore pode haver dez, 21 ou 35 lâmpadas na sequência que não estão funcionando, em outra pode ser só a primeira, enquanto em uma terceira podem ser as dez lâmpadas finais. Quaisquer que sejam as lâmpadas que faltem, o resultado final é o mesmo: uma árvore de Natal apagada. Da mesma forma, duas pessoas com SFC nunca apresentam exatamente o mesmo padrão de sintomas de colapso biológico.

Como o corpo é governado por uma rede altamente complexa de glândulas controladoras, o potencial para o colapso é ilimitado. Para alguns pacientes de SFC, portanto, um vírus pode ser o responsável, queimando certos aspectos do sistema imunológico. Para outros, o estresse prolongado pode ter levado ao mau funcionamento das glândulas adrenais. Talvez haja uma combinação de ambos os problemas, ou um acidente de carro conduza às falhas no relógio biológico. Além disso, os vários subsistemas de cada centro glandular em si também são multifacetados, levando a outras variações únicas do colapso corporal.

O colapso corporal

VAMOS AGORA OBSERVAR OS principais fatores que causam a SFC, inclusive o papel de fatores predisponentes, desencadeantes e perpetuadores: a influência do estresse, características genéticas, infecções virais e bacterianas, vacinas, intoxicação e trauma emocional ou físico. Também falaremos dos mecanismos biológicos específicos que deixam de funcionar em consequência do violento ataque físico ou psicológico ao corpo: eixo hipotalâmico-pituitário-adrenal, sistema nervoso autônomo, sistema imunológico, mitocôndrias celulares e sistema gastrointestinal. Eis aqui um modelo visual de minha teoria:

FATORES PREDISPONENTES

Predisposição genética
· Sistemas nervoso, imunológico e hormonal · Tolerância reduzida ao estresse
· Gênero · Vulnerabilidade a doenças potenciais
+
Histórico pessoal de estresse
· Estresse psicológico · Estresse físico · Estresse não discernível

Fatores desencadeantes
· Infecções · Vacinas · Intoxicação por agentes químicos e/ou biológicos e alérgenos · Trauma psicológico e físico

Colapso do corpo
Sistema nervoso autônomo (SNA)
Eixo hipotalâmico-pituitário-adrenal
Sistema límbico
Sistema imunológico
Sistema gastrointestinal

Sintomas da SFC

Fatores de manutenção
Estresse (por exemplo, perda de emprego, pressões financeiras, perda da independência, fim de um relacionamento, sofrimento emocional)

Sintomas da SFC

Fatores predisponentes

Predisposição genética

Os especialistas em SFC apontam uma provável predisposição genética para o desenvolvimento da doença[3]. Não é surpresa. Os genes dominam quase todas as áreas da nossa vida. Eles são os "tijolos" que nos constituem e consistem principalmente em proteínas, chamadas de aminoácidos. São responsáveis pelo funcionamento de todos os organismos vivos e determinam praticamente tudo em nós – cor do cabelo, altura, peso, forma, que são óbvios a olho nu. Internamente, os genes também controlam nossas reações ao estresse, a produção de hormônios, a química do cérebro e a propensão a desenvolver certas doenças, como a SFC.

O papel do estresse

O estresse é fundamental na SFC em todos os estágios da doença: predisposição, início e perpetuação, embora o limite de estresse referido varie[4]. Uma minoria alega não ter passado por nenhuma situação difícil antes do início dos sintomas. Penso que isso acontece porque as pessoas equiparam estresse a dificuldades emocionais e tendem a ignorar o esforço físico que pode ocorrer, como temperaturas extremas e resistência física, esforçando-se demais no trabalho e ignorando a deterioração da saúde em razão de tantas responsabilidades. Assim, o consenso geral é que o estresse em suma produz e perpetua a SFC[5].

Algumas pessoas, porém, são geneticamente mais propensas a se sentir sobrecarregadas pelas pressões da vida, em virtude de sua constituição biológica. Diz-se que são predispostas a reações negativas aos esforços cotidianos. Quando os médicos falam da habilidade física para lidar com o estresse, geralmente se referem a algo chamado de carga alostática. Cada um tem uma capacidade diferente de suportar essa carga: uns são capazes de suportar anos de adversidade antes que um *burnout* finalmente ocorra, enquanto outros acham que o corpo entra em pane sob muito menos pressão. Portanto, o nível de estresse com que as pessoas conseguem lidar varia bastante. Porém, acredita-se que pessoas com SFC têm um mecanismo de carga alostática deficiente, tornando-se mais vulneráveis ao estresse do que a maioria. Enquanto nossa carga alostática se deve à loteria genética, sua interação com fatores desencadeantes estressantes, sejam físicos, sejam emocionais, pode nos aproximar da SFC.

Somos apenas humanos. As demandas e pressões constantes da vida moderna não só parecem ser ilimitadas como também servem de barreira ao bem-estar emocional e físico. Temos apenas 24 horas por dia para tomar conta das crianças, chegar ao trabalho, agradar o chefe, administrar as tarefas domésticas, passear com o cachorro, comprar comida (fazer a lista em si já é exaustivo!). E todos esses são fatores desencadeantes potenciais – assim como vírus, procedimentos cirúrgicos, parto, divórcio, luto ou qualquer tensão séria. Nem sempre é possível lidar com as pedras e setas com que a Fortuna nos alveja[6], para citar Shakespeare, mas nós nos forçamos mesmo assim. E, cedo ou tarde, algo tem de ceder. Geralmente, nossa saúde.

Como resultado das demandas da vida, vivemos com a adrenalina em um nível insalubre e reagimos às pressões que costumamos interpretar como normais ao ficar sem dormir, confiar na cafeína, na comida pronta, no álcool, nas drogas – qualquer coisa para nos dar esse impulso de energia vital. Para continuar, para manter o ritmo, esforçamo-nos mesmo quando o corpo se entregou, mas deixamos de dar-lhe o tempo necessário para recompor os recursos internos e os suprimentos esgotados de energia. Como as mulheres ainda tendem a desempenhar a maioria das tarefas domésticas e geralmente também mantêm um emprego em tempo integral, não é de surpreender que elas sejam evidenciadas nas estatísticas de pacientes com SFC. Talvez o problema tivesse de ser rebatizado de síndrome da vida sem qualidade.

A gota d'água para muitos afinal acaba chegando e o corpo implode. Não consegue suportar nem mais uma gota. O fusível queimou e os centros de controle glandulares que governam a saúde entram em um caos do qual o corpo não consegue se recuperar – ou se recupera mal. Assim, quando passamos por uma situação estressante, o corpo reage liberando uma avalanche de substâncias químicas, como adrenalina e cortisol. Em pessoas normais e saudáveis, tais substâncias no final se normalizam e a função regular é retomada. Com a SFC, porém, é provável que o corpo seja incapaz de corrigir-se e permaneça em um padrão disfuncional de confusão química. Quando esses processos funcionam normalmente, não tendemos a perceber quaisquer sintomas. É só quando os problemas surgem que começamos a sentir os sinais debilitadores de enfermidade.

O estresse nos deixa vulneráveis para adquirir a SFC, mas também a reforça e perpetua os sintomas. Doenças crônicas são, em si, estressantes, especialmente no caso da SFC, em que os sintomas são tão incapacitantes; o sistema corporal como um todo é afetado e todos os sentidos parecem estar sob ataque. Então há também perda de renda e prejuízos na carreira, os relacionamentos sofrem e os amigos desaparecem. As crianças têm de lidar com um pai ou uma mãe incapazes. E os médicos não parecem aptos a ajudar. Todos esses estresses conspiram e retroagem em um corpo que já está lutando, causando mais pressão, mais esforço, mais fraqueza interna e mais danos. O ciclo da saúde debilitada continua.

Fatores desencadeantes

SOZINHA, A PREDISPOSIÇÃO GENÉTICA a desenvolver SFC seria insuficiente para causar o problema. É mais provável que um fator desencadeante específico ou uma série de acontecimentos traumáticos sejam necessários para desenvolver a SFC. Então, por mais que seus genes possam condená-lo, são esses fatores desencadeantes que lhe dão o empurrão final.

Há uma infinidade de desencadeadores potenciais, por isso me limitei aqui aos principais identificados na literatura médica, como infecções virais ou bacterianas, vacinas, intoxicação por agentes químicos e/ou biológicos e alérgenos e trauma psicológico ou físico.

Infecções

As infecções virais são consideradas o maior causador da SFC[7]. Até mesmo profissionais de saúde que não consideram a doença biológica ainda reconhecem o papel dos vírus como desencadeadores[8]. A seguir, os vírus identificados com mais frequência na SFC:

I.   Vírus Epstein-Barr

Provavelmente o suspeito mais conhecido na SFC é o vírus Epstein-Barr. Ele pertence à família do herpes, que é o agente responsável pela mononucleose infecciosa, às vezes chamada de "doença do beijo" (porque é transmitida pela saliva e constante em adolescentes). O vírus é tão prevalente na população adulta que cerca de 90% das pessoas já foram expostas a ele ao chegar aos 30 anos[9]. A vasta maioria das pessoas parece ser imune ao vírus e, por isso, os sintomas podem variar de bem suaves a graves, deixando as pessoas fatigadas e sofrendo do aumento dos gânglios ou de dores de garganta, que duram até três meses em casos normais. Uma vez que os sintomas diminuem, o vírus permanece no corpo pela vida toda e, mesmo não sendo problemático na maioria dos casos, pode se reativar quando a pessoa entra em depressão.

2. *Vírus-6 do herpes humana (VHH-6)*

O VHH-6, como é conhecido, é um vírus de descoberta relativamente recente e também pertence à família do herpes, causando gânglios inchados, exaustão extrema e dor de garganta. Identificado no princípio dos anos 1980, o VHH-6, assim como o EBV, instala-se no corpo das pessoas infectadas por toda a vida, mas em geral de forma dormente, inativa. Apesar de mencionado mais raramente na literatura científica e desconhecido na comunidade médica, o VHH-6 é nocivo pelo fato de destruir certas substâncias químicas do sistema imunológico (as células exterminadoras naturais) vitais para a boa manutenção da saúde. Assim, uma vez que as células exterminadoras naturais estão esgotadas, a porta fica aberta para outros vírus (como o Epstein-Barr) reativarem-se.

3. *Citomegalovírus*

Membro menos conhecido da família dos vírus do herpes, ele pode, como o Epstein-Barr e o VHH-6, produzir os sintomas crônicos – dor de garganta, gânglios inchados e exaustão – associados à SFC.

EXAMES PARA DETECTAR OS VÍRUS

A vida seria fácil para os portadores de SFC se os exames para detectar os vírus fossem conclusivos, o que não acontece. Embora existam testes, o problema está em discernir entre uma infecção recente, latente (com a qual o corpo já lidou) e a reativação de uma antiga.

Quando as pessoas se veem inicialmente infectadas, dois mecanismos de defesa do sistema imunológico entram em ação. O primeiro é um conjunto de anticorpos de combate a vírus chamado imunoglobulina M (ou IgM). Esses anticorpos atacam agressivamente os vírus e seus níveis ficam no máximo por mais de três meses. Depois desse ponto, eles caem agudamente e um novo conjunto de anticorpos ou imunoglobulina G (IgG) se apresenta para manter a infecção sob controle, de modo que o vírus não se reative. Por isso, os níveis de IgG aumentam e permanecem altos pela vida toda, uma vez que suprimir o vírus é uma tarefa permanente do sistema imunológico. Os exames para detectar vírus, portanto, são enganosos, uma vez que quase todo mundo já foi exposto a eles e vai, além disso, demonstrar um padrão semelhante de níveis baixos de IgM e altos de IgG, tenham SFC ou não.

Dito isso, como as infecções virais são comuns na SFC e certamente muitos dos principais sintomas do distúrbio apontam para uma ativação constante da imunidade, não podemos descartar uma infecção nova ou reativada como causa.

---

4. *Outras infecções virais ou bacterianas*

Apesar de os vírus do herpes, especialmente o Epstein-Barr e, cada vez mais, o VHH-6, receberem mais ênfase como desencadeadores potenciais da SFC, infecções bacterianas também podem conduzir a essa situação. Na verdade, pode-se ter tanto infecções virais como bacterianas como componentes subjacentes a seus sintomas de SFC.

Vejamos algumas das infecções mais amplamente associadas à SFC:

- Bartonela – bactéria ligada à doença da arranhadura do gato.
- Brucelose – mais associada a animais, também pode infectar humanos quando consomem laticínios não pasteurizados.
- Micoplasma – bactéria que causa diversos sintomas ligados ao pulmão (tosse, pneumonia) e ao trato urinário.
- Parvovírus B19 – normalmente um vírus pouco agressivo em crianças e adultos, embora possa causar implicações mais sérias como anemia, dor nas articulações e danos aos nervos.
- Doença de Lyme – é transmitida aos seres humanos por picadas de carrapatos que normalmente vivem em veados ou carneiros. Um dos primeiros sinais é a ferida que coça em forma de olho de boi e inchaço nos gânglios linfáticos, levando a uma gama maior de sintomas semelhantes aos da gripe. Também pode haver alucinações.
- Febre Q – infecção excepcionalmente rara, causada pela bactéria *Coxiella burnetii* e mais provavelmente encontrada em mamíferos australianos, cabras, carneiros e gado. É normalmente transmitida pelo leite infectado e em geral se limita a pessoas que trabalham com animais.
- Giárdia – este microrganismo pode causar gastroenterite, levando a diarreia em decorrência de falta de higiene. É mais comum em países de clima tropical e com carência de instalações sanitárias[10].
- Hepatites A, B, C, D e E – a hepatite, ou inflamação do fígado, também está implicada em casos de SFC. Pode ser contraída em níveis baixos de higiene (A), troca de fluidos corporais (B), sangue contaminado (C) e outros vírus (D e E).

Os tópicos aqui abordados são apenas um conjunto de situações que podem resultar em SFC ou em sintomas semelhantes.

Obviamente, se você recebeu o diagnóstico de uma nova infecção viral ou bacteriana, trabalhou com animais, viajou para o exterior ou teve hepatite, seus sintomas podem ser explicados por essas infecções.

Vacinas

Ainda que uma pequena porcentagem de pessoas pareça ter desenvolvido a SFC depois de uma série de vacinações diferentes, nenhuma ligação precisa foi estabelecida. De fato, a ligação possível recebe pouca atenção da literatura médica e permanece controversa. Porém, faz sentido que algumas pessoas sejam suscetíveis a desenvolver SFC depois de uma dose de vacina – está é uma hipótese seguida pelo dr. Charles Shepherd[11], médico consultor da British M. E. Association e ele mesmo paciente de SFC. Dado que as vacinas simulam um agente infeccioso para que o sistema imunológico produza os anticorpos necessários para defender o corpo contra um ataque futuro, a vacina pode ser "a gota d'água" para um sistema já estressado e sobrecarregado, ou um indivíduo pode ter algum tipo de incapacidade genética para lidar com essa vacina específica.

Intoxicação por agentes químicos e/ou biológicos e alérgenos

Uma área de interesse na pesquisa da SFC é a relação entre fatores ambientais, ou seja, alergias, e produtos químicos como desencadeadores do problema, ou em consequência de uma disfunção do organismo[12]. Os alérgenos – como vários pólens, escamação de pelos de animais, poluentes – e outras substâncias tóxicas – como pesticidas (em especial organofosfatos), mercúrio, chumbo, tinta de parede, impermeabilizantes e venenos – podem também afetar o corpo, principalmente o sistema imunológico, levando ao mau funcionamento inicial e à falta de capacidade de se corrigir. Em reação semelhante a vírus e bactérias, o sistema imunológico identificará essas substâncias "estrangeiras" como ameaças e, por conta disso, organizará um ataque orquestrado a elas. Porém, se o corpo está enfraquecido e é incapaz de combater esses invasores com eficácia, os sintomas de SFC podem ocorrer.

Trauma psicológico e físico

As pessoas com fibromialgia costumam dizer que os sintomas começaram depois de um trauma físico ou psicológico, como acidente de carro, cirurgia ou perda pessoal. A literatura científica sobre SFC raramente menciona esses desencadeadores, mas eles existem de fato. Embora os sintomas psicológicos como tristeza, raiva ou medo sejam comuns quando enfrentamos choques emocionais, os pesquisadores estão começando a reconhecer o impacto físico desses traumas em nossa saúde, ou seja, os contratempos emocionais podem detonar sérias doenças físicas. Por exemplo, em um estudo conduzido pela dra. Gwen Sprehn e equipe[13], descobriu-se que o divórcio, em particular, leva a um impacto "prolongado, prejudicial" sobre a saúde nos anos seguintes, mesmo que a pessoa se case novamente e reencontre a felicidade. Problemas crônicos como câncer, cardiopatias e diabetes são algumas das muitas doenças debilitantes que se seguem ao sofrimento emocional do divórcio. Descobriu-se que mulheres que passam por um isolamento social prolongado e solidão após o divórcio sofrem de maior incidência de câncer de mama.

Em resumo: acontecimentos difíceis podem causar uma angústia tal que interrompe as funções normais, saudáveis, dos sistemas imunológico, nervoso e hormonal. Como o sistema corporal está em estado de choque e funcionando mal, antigos vírus, que normalmente ficam inativos, se reativam. E como o corpo é incapaz de se corrigir devido a esse mau funcionamento generalizado, um colapso subsequente ocorre, levando à SFC.

Colapso do corpo

INDEPENDENTEMENTE DOS DIVERSOS fatores desencadeantes físicos e psicológicos que levam à SFC, o corpo reage entrando em colapso e é incapaz de se corrigir. Há sem dúvida inúmeras manifestações de que o corpo funciona mal quando a SFC ataca, mas cinco sistemas principais são afetados:

> Sistema nervoso autônomo (SNA).
> Eixo hipotalâmico-pituitário-adrenal.
> Sistema límbico.
> Sistema imunológico.
> Sistema gastrointestinal.

Ao ler as seções seguintes, você notará que há sintomas comuns de colapso fisiológico. Isso se deve ao fato de que todos os sistemas mencionados estão interligados; se um perde o controle, há uma boa chance de os outros também perderem.

1. *Sistema nervoso autônomo*

Seja confrontado por uma ameaça física, seja psicológica, o corpo reage secretando exatamente as mesmas substâncias. Em outras palavras, embora o corpo reconheça uma ameaça geral, ele não é capaz de diferenciar entre os vários tipos de perigo, e ativa um sistema de reação muito primitivo de "lutar ou fugir". Esse mecanismo de sobrevivência é governado pelo sistema nervoso autônomo (SNA). O SNA, que também controla o hipotálamo (veja as p. 89-91), é essencial para a saúde e rege funções vitais como batimentos cardíacos, pressão sanguínea, respiração, temperatura, corrente sanguínea, visão e até a produção de saliva. Todas essas funções constituem o que chamamos de "relógio biológico", que trabalha em um ciclo de 24 horas. Às vezes esse "relógio" é chamado de ritmo circadiano. Durante esse período, o corpo é inundado de diferentes hormônios produzidos por nossas glândulas a intervalos regulares, proporcionais, mantendo as coisas em funcionamento com precisão exata. Em geral, o processo funciona como um relógio eficiente; porém, ele pode ser tirado de sincronia com relativa facilidade. Até dormir apenas algumas horas a mais nos fins de semana ou virar uma noite para estudar pode desregular o sistema de produção de hormônios rigorosamente afinado e deixar a pessoa sentindo-se péssima.

O colapso do SNA pode levar ao desenvolvimento da SFC. Se você retomar os critérios canadenses (veja as p. 38-40), verá um sem-número de sintomas abrangentes e diversos, muitos dos quais podem ser explicados por um SNA disfuncional.

Muitas pessoas com SFC sofrem de problemas em uma ou mais das áreas a seguir, e é provável que o mau funcionamento do SNA seja parcialmente o responsável:

> Desequilíbrio do sistema imunológico.
> Variações na temperatura corporal.
> Aumento ou perda de apetite.
> Problemas de memória.
> Diminuição do desempenho cognitivo.
> Exaustão.

> Perda de agilidade.
> Distúrbios do sono.
> Alteração dos batimentos cardíacos.
> Problemas de visão.
> Alterações respiratórias.

2. *Eixo hipotalâmico-pituitário-adrenal (HPA)*

Conectado ao sistema nervoso autônomo, o eixo HPA é a principal central glandular de nosso corpo. Por exemplo, o hipotálamo, que fica no cérebro, envia sinais por meio de um sistema elaborado de *feedback* de mensageiros químicos, primeiro à pituitária (também no cérebro) e a outras glândulas. O resultado é que os hormônios das glândulas dos órgãos reprodutores, tireoide e adrenal são todos estimulados. O hipotálamo, que age um pouco como um maestro ou uma cabine de comando, é um monitor ativo, sempre garantindo os níveis adequados de produção de hormônio.

Do meu ponto de vista, uma disfunção no eixo HPA é fundamental para o desenvolvimento da SFC porque ele é a pedra de toque da boa saúde, como você verá.

Veja a seguir alguns dos principais sinais de falha crônica no eixo HPA. Assim como no colapso do SNA, muitos dos sintomas são similares aos da SFC:

> Distúrbios do sono.
> Dor muscular.
> Aumento de infecções.
> Irregularidades na produção hormonal.
> Falha da função cardíaca.
> Redução na função hepática.

> Aumento da sensibilidade ao estresse.

> Tontura.

> Baixos níveis de açúcar no sangue.

> Hipotensão postural.

> Irregularidade na pressão sanguínea.

> Baixa produção de cortisol.

> Disfunção da tireoide.

> Enfraquecimento da função imunológica.

Quando tanto o SNA quanto o eixo HPA funcionam mal na SFC, o provável motivo é a exaustão por trauma, vírus ou estresse. Quando se está estressado, por exemplo, o hipotálamo envia determinados sinais (produz o hormônio liberador de corticotrofina ou CRH) para a glândula pituitária a fim de estimular a produção do hormônio corticotrófico (corticotrofina ou ACTH). Isso, por sua vez, orienta as glândulas adrenais a produzir cortisol e adrenalina.

Na SFC, porém, parece haver uma disfunção na produção de cortisol. As glândulas adrenais aparentam estar "desidratadas", levando à redução do cortisol e à "exaustão adrenal". Quando isso acontece, a pessoa fica extremamente fatigada, a pressão sanguínea cai e ocorre uma supressão do sistema imunológico, induzindo à vulnerabilidade a novos ataques de vírus e à reativação de vírus antigos, dormentes. Há também um início de alergias e um aumento na hipersensibilidade ao estresse.

A interação entre estresse, doença e saúde precária também pode reforçar as reações ao mau funcionamento do SNA, levando a um colapso físico catastrófico. Quando se vivenciam traumas psicológicos e físicos – ou somente a ameaça deles –, o corpo entra em ação e produz as substâncias necessárias para promover a cura. Isso é parte do mecanismo de "lutar ou fugir" que, como eu disse antes, é nossa reação de sobrevivência muito primitiva, inata.

3. Sistema límbico

Uma parte do cérebro chamada sistema límbico também pode ter ligação com o colapso do organismo. O sistema límbico é essencialmente o lar de nossas emoções, mas também está ligado ao hipotálamo e ao sistema nervoso autônomo. Ele afeta a maneira como lidamos com o estresse (em especial com a ansiedade e o pânico) e é nosso local primário de mediação quando estamos sob ameaça. Quando essa grande região do cérebro por algum motivo se enfraquece – devido a esforço mental ou físico excessivos, infecções, trauma físico (parto, cirurgia), trauma emocional e até mesmo maus-tratos na infância –, o sistema límbico produz um alto nível de cortisol, o que, por sua vez, pode danificar o sistema em si. O aumento dos sintomas emocionais como ansiedade, depressão ou pânico pode indicar colapso da função do sistema límbico como um fator na SFC.

4. Sistema imunológico

Também ligado ao SNA e ao eixo HPA está o complexo e multifacetado sistema imunológico. Para ser breve, é o mecanismo de defesa do corpo, que nos mantém saudáveis e rechaça os ataques de vírus ou bactérias, doenças e lesões. Se você imaginar seu sistema imunológico como um exército, as células podem ser os soldados, cada uma com sua função específica. Algumas vão identificar e atacar *qualquer* invasor estrangeiro, enquanto outras visarão apenas a um inimigo específico. Quando um agente infeccioso ataca, o local da infecção se torna uma verdadeira zona de guerra: o sistema imunológico reage violentamente e produz diversas células – que identificam, combatem e destroem o inimigo, desativando-se em seguida.

Os vírus, como vimos (veja as p. 81-82), podem atacar de diferentes maneiras. No caso de vírus furtivos, eles investem sob o radar do sistema imunológico, enquanto vírus antigos, inativos, podem ser reativados quando o sistema imunológico está lento. Eles prosperam associando-se às células, invadindo-as, assumindo o controle e reproduzindo seu próprio DNA. Uma vez dentro das células, esses invasores virais efetivamente tomam conta de tudo. O sistema imunológico não consegue de início combatê--los porque eles estão alojados tão profundamente dentro das células que não são detectados. Em um jogo biológico de "gato e rato", porém, o corpo lentamente começa a preparar um ataque. Para reagir à invasão, algumas das células infectadas eliminam parte do material viral que, uma vez ejetado, pode ser identificado e destruído. A isso se chama reação imune.

Os anticorpos são vitais para o processo de combate à infecção, pois são substâncias produzidas pelo sistema imunológico em reação a um invasor. Eles são feitos de proteínas e podem ser imaginados como as "chaves" que se encaixam nas "fechaduras" – ou marcadores químicos de células infecciosas. Os anticorpos também têm uma "memória": depois de combater um invasor particular, eles "se lembram" do agente específico e o destroem imediatamente. Quando enfrenta uma infecção desconhecida, o corpo tem de produzir anticorpos novos e específicos, processo que pode levar um tempo. Porém, uma vez que o sistema imunológico desenvolve a "chave" certa, os anticorpos começam a se multiplicar com velocidade incrível, liberando o ataque e fazendo a pessoa sentir-se péssima durante o processo.

Colapso do sistema imunológico e SFC

EIS ALGUMAS DAS MUITAS formas nas quais aspectos específicos do sistema imunológico entram em colapso na SFC.

Células exterminadoras naturais (NK)[14]

Todos nós possuímos, no arsenal de nosso sistema imunológico, células exterminadoras naturais, às vezes chamadas de células NK ou grandes linfócitos granulares. Estudos demonstraram que muitas pessoas com SFC têm baixo nível de células NK[15]. No Japão, a SFC geralmente é conhecida como "síndrome da redução das células exterminadoras". Estas têm papel fundamental no combate a infecções e na destruição de tumores. As células NK também são necessárias para prevenir a reativação do vírus Epstein-Barr (veja a p. 81) e possivelmente dos sintomas da SFC.

Citocinas

Significando literalmente "tempestade celular", as citocinas são fabricadas por um grupo de substâncias do sistema imunológico chamadas de "células T auxiliares", cujo papel é alertar o corpo sobre um invasor e ajudá-lo a organizar a destruição da infecção.

As citocinas despertaram o interesse de pesquisadores da SFC não só porque combatem a infecção, mas também porque interagem com o hipotálamo e provocam muitos dos efeitos fisiológicos típicos de um sistema imunológico ativado (sintomas "como de gripe" – mudança de temperatura, cansaço, baixa de humor, alteração dos padrões de sono, dor generalizada nas juntas e nos músculos). No paciente de SFC, o corpo perde a capacidade de "desligar" o sistema que combate a infecção, mesmo quando ele não é mais necessário. Em outras palavras, o botão de funcionamento continua ligado. Mais especificamente, são as interleucinas (um tipo de substância química da citocina) que interagem com o hipotálamo, interligando o eixo HPA ao sistema imunológico. Se um deles entra em colapso, a cadeia inteira de redes químicas é rompida. Tudo isso remete, portanto, ao ponto de vista das causas biológicas – nas quais, se um longo período de trauma ou um problema pessoal destroem o equilíbrio do eixo HPA, a função da citocina pode também ser desorganizada e se tornar disfuncional. Como as citocinas são responsáveis por combater a infecção, talvez um desajuste do sistema implique a impossibilidade de desligar o sistema imunológico ativado, levando aos sintomas crônicos.

Outra área intrigante de especulação sobre o papel das citocinas na SFC vem de uma mudança na função do sistema imunológico. Normalmente, quando o sistema imunológico está funcionando bem, as células T auxiliares 1 (células TH1) produzem citocinas. Porém, pesquisadores argumentam que pode haver uma mudança na produção de citocinas das células T auxiliares 2 (TH2)[16]. As células TH2 foram criadas para dar apoio às TH1 e agir essencialmente como estimuladoras. Mas, quando as células T auxiliares 2 assumem o controle e se desenvolvem, o sistema imunológico fica disfuncional. É exatamente isso que acontece quando se tem uma crise alérgica: as células TH2 se tornam hipervigilantes e inflamadas a fim de combater as substâncias (alérgenos) que normalmente são inofensivas para o corpo. As células TH2 não reconhecem a falta de ameaça e ativam reações imunológicas – espirros, nariz escorrendo, dores de cabeça etc. Com uma infecção viral, pode ser que a mudança das TH2 entre em ação[17].

Esse funcionamento anormal do sistema imunológico envolvendo as citocinas pode levar também ao desequilíbrio do hipotálamo e a outras irregularidades hormonais, precipitando uma reativação de outras infecções.

Distúrbios do nível de citocina, portanto, seriam uma explicação para os sintomas "como de gripe" e a fadiga persistente na SFC.

Linfócitos

Estes são apenas uma das fontes de ataque que nosso sistema imunológico tem à sua disposição. Compostos por glóbulos brancos (leucócitos), são produzidos na medula óssea. Parte deles é chamada de células B e tem como objetivo combater invasores externos específicos, enquanto outro grupo viaja para o timo, onde se transforma em vários subconjuntos chamados células T. Estas orquestram os vários aspectos de defesa, inclusive a ativação do sistema imunológico, identificando e destruindo os invasores e desligando o sistema imunológico quando o trabalho está concluído. Pesquisadores demonstraram que certas células T, as células CD4 (que agem como organizadoras da defesa do corpo) e as células CD8 (que suprimem o sistema imunológico quando o trabalho termina), têm ligação com a SFC[18]. A ativação constante do sistema imunológico e, talvez, a falta de capacidade do corpo para desligar o sistema indicam que os sintomas de inflamação ainda serão sentidos por alguém com SFC.

Mitocôndrias

Em toda célula há substâncias fornecedoras de energia chamadas mitocôndrias – uma espécie de bombas de combustível internas. Como os músculos e o cérebro usam a maior parte da energia, e como a SFC tem sido associada a anormalidades nas mitocôndrias das células[19], não é de surpreender que a diminuição dessas usinas de energia leve a sintomas comuns como deficiência cognitiva e dores.

Embora as mitocôndrias possam se desregular em razão de muitas causas (incluindo o vírus Epstein-Barr, veja a p. 81), o resultado no corpo é o caos. Aqui vão alguns sintomas de diminuição das mitocôndrias. Quantos deles você reconhece?

> Exaustão.
> Dor nos músculos.
> Mau funcionamento do hipotálamo.
> Dificuldade de concentração, inclusive confusão mental.
> Problemas nos rins.
> Irregularidades na função cardíaca.
> Falha no sistema imunológico.
> Indisposição pós-esforço.
> Alergias e sensibilidades ambientais.

Sistema gastrointestinal

Embora o papel do supercrescimento de microrganismos ruins no intestino continue controverso na SFC e alguns profissionais de saúde argumentem que ele não tem nenhuma relevância[20], outros veem isso como fundamental para o desenvolvimento de sintomas[21]. Pessoalmente, acho bastante relevante.

Em primeiro lugar, o trato gastrointestinal responde por uma importante função do sistema imunológico. Em segundo, se o intestino está bloqueado ou obstruído pelo crescimento excessivo de micróbios, a absorção de minerais e vitaminas necessários fica enfraquecida, levando o corpo à má nutrição e à falta de energia. Muitas pessoas também desenvolvem a SFC com o uso excessivo de antibióticos e associam o início dos sintomas à ingestão dessas medicações. E, uma vez que os antibióticos destroem as bactérias "boas" que ajudam a digestão, essa importante faceta do sistema imunológico também precisa ser considerada.

A cândida, um tipo de supercrescimento de microrganismos, pode causar um amplo espectro de sintomas em todo o corpo. Algum desses se aplica à sua saúde ou ao seu estilo de vida?

> Crises recorrentes de sinusite.
> Dor na boca.
> Uso prolongado de antibióticos.
> Dieta com muito açúcar e farinha branca.
> Períodos prolongados de estresse.
> Álcool em excesso.
> Esteroides.
> Pílula anticoncepcional ou terapia de reposição hormonal.
> Exaustão ou falta de energia.
> Problemas intestinais.
> Coceira, queimação ou corrimento vaginal.
> Erupções cutâneas, eczema, coceira.
> Vontade forte de certos alimentos (álcool, pão, chocolate).
> Dores de cabeça.
> Exacerbação dos sintomas em clima úmido.
> Falha de memória.
> Indigestão e outros problemas digestivos.
> Músculos doloridos ou fracos.
> Juntas doloridas.
> Crescimento de fungos nas unhas dos pés ou dermatofitoses.
> Sensibilidade acentuada a cheiros fortes (perfume, fumaça de cigarro).

> Infecções crônicas de ouvido ou tontura.
> Dormência, câimbra.
> Irritação da superfície anal.
> Desconforto na virilha ou genital, problemas de próstata (em homens).
> Mau hálito.

Talvez você não ache que tem sintomas de cândida e nenhum desses sinais da lista faça sentido para você. Ainda assim, cuidar de seu intestino delgado proporciona o aumento da absorção mineral, vitamínica e alimentar, promovendo uma nutrição mais rica, um corpo mais forte e a recuperação.

Quando o intestino, especificamente o delgado, se desequilibra, isso costuma estar relacionado com a disbiose. No processo, determinados microrganismos nos intestinos alteram o equilíbrio e a "flora intestinal" ruim ou micróbios assumem o controle, provocando mal-estar. Enquanto muitos profissionais de saúde concordam que existe relação entre a SFC e o supercrescimento da cândida, outros desconsideram totalmente tal ligação. Como no caso de outros debates sobre a SFC, apenas o tempo e mais pesquisa irão confirmar o que é correto. Nesse meio-tempo, deixe-me explicar melhor a possível relação.

Todos temos bactérias boas e ruins, mas na maior parte do tempo o equilíbrio é mantido sob controle; porém, a cândida se alimenta do material orgânico do revestimento do intestino e, à menor oportunidade, se reproduz e deprime o sistema imunológico. Enquanto se desenvolve, a cândida pode causar uma quantidade enorme de sintomas debilitantes e desagradáveis, como visto anteriormente.

Medicamentos

Outro fator propício à disbiose é o uso de antibióticos. Mesmo quando prescritos corretamente contra infecções bacterianas, esses medicamentos não só destroem o agente infeccioso original como alteram o delicado equilíbrio entre bactérias boas e ruins.

Outros medicamentos podem estimular o supercrescimento da cândida – esteroides, pílula anticoncepcional, terapia de reposição hormonal –, substâncias essas que também podem levar à supressão do sistema imunológico.

Uma vez que o cólon é o hospedeiro do crescimento da levedura, as pessoas costumam ser atormentadas por sintomas típicos dessa região – constipação, desconforto abdominal, gases ou diarreia. Porém, a cândida pode migrar para outras partes do corpo, encaminhando-se para o sul (para a região anal) ou para o norte (para o esôfago). Às vezes a cândida se estabelece em outras partes do corpo – geralmente articulações, músculos, garganta, brônquios, trato urinário e pele.

Intestino "permeável"

A cândida não é o único problema intestinal vivenciado por portadores de SFC. Outras hipóteses são infecção no revestimento gastrointestinal ou síndrome do intestino permeável. Aparentemente isso acontece quando partículas de comida não digerida, parasitas (inclusive cândida e outros fungos), determinados medicamentos sem receita médica (como aspirina e anti-inflamatórios) e antibióticos se instalam no revestimento gastrointestinal, causando um colapso entre o trato intestinal e a corrente sanguínea[22]. Quando as partículas de comida – ou outros microrganismos ou toxinas intestinais – entram no sangue, elas são detectadas pelo sistema imunológico como invasores inimigos, resultando em sintomas desconfortáveis, inclusive sensibilidade e intolerância alimentar. Como a maioria das pessoas tende a comer os mesmos alimentos várias vezes, elas podem não perceber que estão sobrecarregando seu sistema imunológico.

Cortisol

O alto nível de cortisol pode afetar as importantes barreiras de defesa do trato gastrointestinal ao reduzir a capacidade do corpo de produzir determinados anticorpos (chamados de SIgA) encontrados ali. Se o nível de SIgA baixa, os intestinos ficam fracos, vulneráveis e menos capazes de organizar um ataque contra todos os tipos de invasor. Assim, em razão dessa função imunológica reduzida, fungos, vírus, bactérias, alergias, toxinas e parasitas ficam propensos a entrar na corrente sanguínea.

Enquanto não sabemos o que veio primeiro, o ovo ou a galinha, a disfunção do hipotálamo parece estar no cerne da SFC. Nossa incapacidade de lidar com o estresse exige demais do HPA e do sistema imunológico, liberando citocinas que, por sua vez, afetam o funcionamento do HPA. Em resumo, todos os caminhos conduzem ao hipotálamo.

Até aqui deveria estar claro que fatores estressantes – físicos e emocionais – podem pressionar o corpo enormemente, levando a um curto-circuito do sistema.

A base biológica para a SFC também deve estar clara, e, como leitor bem informado, você precisará ligar os seus sintomas a essas explicações biológicas – eles são a teoria que serve de base ao Modelo Fusão sobre o qual você vai ler na Parte II. Por isso, reserve alguns minutos para analisar seus sintomas antes de seguir para a próxima seção, na qual você vai saber como vencer a fadiga crônica de uma vez por todas.

MARGUERITE

Meus sintomas sempre foram tratados como somente psicológicos. Quando eu dizia aos médicos que deveria haver uma causa física, em razão de todos os sintomas físicos do vírus que eu pegara e do qual não conseguia me livrar, eu era desqualificada por minha atitude negativa. Eles ficavam insistindo que eu sofria de ansiedade, apesar dos sintomas biológicos, como gânglios inchados e dores parecidas com as da gripe. Eu estava completamente anulada e não recebia nenhuma ajuda. Só quando soube as verdadeiras causas de minha doença é que tudo entrou nos eixos.

JULIA

Fazia tempo que eu estava mal, mas, como meus sintomas eram principalmente emocionais e de esquecimento, disseram-me que era um problema de saúde mental. Fez sentido na hora, mas tomei muitos antidepressivos que nunca funcionaram. Era um inferno. Fui a terapeutas e conselheiros, mas eles nunca chegavam ao cerne do problema. Sentia-me abandonada. Somente quando meu cérebro começou a funcionar novamente, permitindo que os antidepressivos agissem, senti alívio.

NOTAS

1. Puri, 2004; Shepherd, 1999; Mason Brown, s/d.

2. Shepherd, 1999; MacIntyre, 1991.

3. Shepherd, 1999.

4. Lisman e Dougherty, 2007; Shepherd, 1999.

5. Shepherd, 1999; MacIntyre, 1991; Mason Brown, s/d.

6. Trecho da peça *A tragédia de Hamlet, príncipe da Dinamarca*, de William Shakespeare, seguido à famosa frase "Ser ou não ser, eis a questão". A tradução citada é de Péricles Eugênio da Silva Ramos. São Paulo: Abril, 1976. [N. T.]

7. Lisman e Dougherty, 2007; MacIntyre, 1991; Mason Brown, s/d; Shepherd e Chauduri, 2005; Shepherd, 1999.

8. Burgess e Chalder, 2005.

9. BBC News at One, 9 out. 2009.

10. No Brasil, a incidência de giárdia varia entre 12,4% e 50%, dependendo da região e da faixa etária estudada. [N. R. T.]

11. Shepherd, 1999.

12. Lisman e Dougherty, 2007; Mason Brown, s/d; Shepherd, 1999.

13. Sprehn, 2009.

14. Do inglês, *natural killers*. [N. E.]

15. Shepherd, 1999; Teitelbaum, 2007; MacIntyre, 1991; Puri, 2004.

16. Puri, 2004; Shepherd, 1999.

17. *Ibidem*.

18. Puri, 2004.

19. Shepherd, 1999; Teitelbaum, 2007.

20. Shepherd, 1999.

21. Mason Brown, s/d.

22. Mason Brown, s/d; Teitelbaum, 2007.

PARTE II

O MODELO FUSÃO: REABASTECENDO CORPO E MENTE

7 A opção clínica

AGORA VOU INTRODUZIR os aspectos de tratamento do Modelo Fusão. Como eu disse antes, o problema da SFC é essencialmente duplo: primeiro há o colapso inicial do corpo causado por um desencadeador específico, depois vem a incapacidade de reparar-se. Uma vez que o corpo simplesmente não consegue se equilibrar por conta própria, os pacientes de SFC em geral precisam de ajuda nesse sentido. O Modelo Fusão visa justamente isto: reabastecer e fortalecer o corpo para que ele possa se autorregenerar.

Começamos aqui com a opção clínica e falaremos da opção nutricional no próximo capítulo. Como cada abordagem é independente e você terá de escolher entre uma ou outra, dê uma lida em ambos os capítulos antes de decidir qual é a correta para você. Embora haja diversas sobreposições acentuadas entre as duas abordagens, existem também algumas diferenças importantes – em resumo, uma é baseada na prescrição de medicamentos e oferece orientações nutricionais, enquanto a outra é apenas nutricional; isso merece uma reflexão cuidadosa.

Como já foi dito, ambos os modelos satisfazem uma enorme gama de sintomas e debilitações que caracterizam a SFC. Embora eles tenham sido criados para que o paciente siga as orientações em casa, o modelo clínico exige a disposição de assumir papel ativo no cuidado da saúde e no monitoramento dos sintomas. Caso não possa ou não queira assumir essa responsabilidade, opte pelo modelo nutricional. De qualquer maneira, lembre-se de que esses programas foram cuidadosamente criados por um médico e por nutricionistas (veja os currículos deles no final do livro) e devem ser seguidos à risca.

VENCENDO A FADIGA CRÔNICA

Orientações importantes para a abordagem clínica

O MODELO CLÍNICO DO dr. Mason Brown esquematiza quatro passos principais fáceis de seguir e de ser aplicados no conforto e na segurança de sua casa. Porém, antes de seguir adiante com essa abordagem, observe as seguintes diretrizes:

> Consulte seu médico antes de aderir ao programa. É importante que você o mantenha informado de quaisquer mudanças que fizer em sua rotina de cuidados com a saúde.

> Leia o livro todo para garantir que suas experiências com a SFC são compatíveis com a visão do Modelo Fusão. A doença é bastante controversa, e a minha perspectiva e a dos outros especialistas que colaboram comigo desafiam a ortodoxia do tratamento-padrão. Como estamos abrindo caminho com este plano pioneiro e revolucionário de recuperação, nossos pontos de vista não são convencionais.

> Você pode se sentir pior antes de melhorar. Isso não é pouco para alguém com SFC. Acredite, eu compreendo. Se você está acostumado a ter certo grau de energia e independência, uma redução na capacidade, ainda que temporária e mesmo em prol de um objetivo maior de saúde, pode ser perturbadora. Lembre-se de que seu corpo está funcionando mal por um tempo, e muitos dos sintomas desagradáveis que você está vivendo agora são resultado direto dessa disfunção. Quando o corpo é colocado rapidamente em ação, espera-se que haja um aumento dos sintomas – os sinais "como os de gripe", como gânglios inchados, cansaço, dores e desequilíbrio emocional. Isso, na verdade, é sinal de que seu corpo está trabalhando nova-

mente, e é uma boa notícia. Algumas pessoas apenas vivenciam um aumento leve dos sintomas; para outras, como eu, eles são mais graves. Isso depende do tempo da doença, da força dos vírus que a desencadearam e do nível de toxinas acumuladas. A diferença é que agora você está no controle. Assim, se seus sintomas realmente se intensificarem, deixe o programa de lado por um dia ou dois ou até se sentir pronto para retomá-lo.

> Pessoas diferentes se curam em níveis diferentes. Não desanime se um amigo ou colega parecer avançar na recuperação enquanto você ainda está na cama. O resultado final é o mesmo. Dê a si próprio tempo para se curar. Seu trabalho agora é descansar, cuidar de si mesmo e recuperar-se. Só.

> Inscreva-se em um grupo de apoio de SFC em sua região (veja os Grupos e instituições de apoio na p. 227) e experimente este programa com alguns dos membros. Vocês podem se ajudar ao longo do caminho.

> Enfatizo que tanto você quanto seu médico consultem o *site* do dr. Mason Brown para maximizar o sucesso de sua cura. Em minha experiência, os conselhos oferecidos ali são inestimáveis. O *site* (em inglês) fornece ricas informações de base sobre a SFC: www.in-equilibrium.co.uk.

> Siga o programa exatamente como explicado. Como me disse o dr. Mason Brown: "Melhorar dessa doença é como assar um bolo. É preciso usar os ingredientes certos na quantidade certa na sequência correta, mas da maneira adequada para você. Lembre-se, somos diferentes, então não reagimos da mesma maneira nem progredimos no mesmo ritmo". Portanto, não faça o Passo Quatro antes do Passo Dois!

VENCENDO A FADIGA CRÔNICA

Passo um: melhorando a circulação do cérebro e do corpo

VOCÊ VAI PRECISAR DE:

> Nimodipina (droga vendida com receita destinada a estimular a circulação do cérebro).
> *Ginkgo biloba* (para promover a circulação periférica).
> Oito copos de água filtrada ou engarrafada por dia (para liberar as toxinas e melhorar a circulação).
> L-Glutamina (suplemento destinado a promover a função cerebral e o bem-estar geral).
> Óleo de prímula (para promover a função cerebral e reduzir os sintomas musculares).

NIMODIPINA

Damos a partida no processo de recuperação ao "reiniciar" o corpo. No cerne deste programa está a visão de que as funções cerebrais vitais – aquelas responsáveis pela saúde do corpo – estão desreguladas, o que leva a essa gama estranha de sintomas que caracteriza a SFC. A nimodipina é a pedra de toque deste tratamento e ponto de partida do programa[1].

A nimodipina é um bloqueador do canal de cálcio, usada originalmente em pessoas que tiveram derrame. Porém, este protocolo foi criado especialmente para pacientes de SFC e a droga funciona nesse contexto para eliminar as toxinas do cérebro que foram acumuladas ao longo da doença. Uma vez que essas neurotoxinas sejam reduzidas e então eliminadas, seu cérebro vai funcionar muito melhor, pois o fluxo sanguíneo para os controles de importantes centros glandulares (eixo HPA) aumentará. Consequentemente, os mecanismos de cura devem ser religados, permitindo que seu corpo comece a se recuperar.

Você terá de comprar um cortador de comprimidos para a nimodipina (que vem em comprimidos de 30 mg), acessório encontrado em qualquer farmácia. A dose exigida varia de pessoa para pessoa, mas todos começamos com a mesma quantidade, bem pequena: um quarto de comprimido.

No início, é melhor tomar a nimodipina com alimentos porque ela torna mais lenta a absorção. Como o processo precisa ser lento, dessa maneira o corpo não é sobrecarregado. Também tente tomá-la nos mesmos horários todo dia.

1ª semana

Tome um quarto de comprimido de nimodipina pela manhã e oito copos de água por dia. Resista à tentação de tomar mais do medicamento.

2ª semana

Continue tomando um quarto de comprimido pela manhã, mas aumente a dose tomando outro quarto à tarde (de preferência não depois das 16h, pois pode interferir no sono), o que somará meio comprimido por dia. Continue ingerindo oito copos de água e, como antes, resista à tentação de aumentar a dose do remédio.

3ª semana

Aumente a dose matinal da nimodipina para meio comprimido, mas continue tomando um quarto à tarde, num total de três quartos de comprimido por dia. Como sempre, tome água e não fique tentado a aumentar a dose. Esse conselho permanece durante o programa todo.

4ª semana

Ainda tomando meio comprimido de nimodipina pela manhã, aumente a dose da tarde para meio comprimido. Agora você está tomando um comprimido inteiro por dia. Como sempre, beba água.

5ª semana

Aumente a dose matinal de nimodipina para três quartos de comprimido, mas mantenha a dose da tarde.

Use o esquema semanal como guia: algumas pessoas vão precisar de menos nimodipina, por exemplo um comprimido por dia, enquanto outras podem precisar de mais, digamos um total de dois ou até três (no máximo quatro).

Qualquer que seja a dose de nimodipina – veja o quadro a seguir –, as instruções são as mesmas: começa-se com apenas um quarto de comprimido e aumenta-se a dose lentamente. (**Nota:** às vezes, a dose inicial de um quarto pode ser demais; nesse caso é recomendado começar com um oitavo de comprimido ou tomar um quarto a cada dois ou três dias.)

INSTRUÇÕES ESSENCIAIS DO TRATAMENTO COM NIMODIPINA

1. Lembre-se sempre de tomar oito copos de água por dia e certifique-se de que seja engarrafada ou filtrada.

2. Você deve monitorar suas sensações. Se a qualquer momento sentir leve ruborização facial, dores de cabeça ou náusea, é porque tomou nimodipina demais. Se isso acontecer, reduza a dosagem, tomando um quarto de comprimido por vez até os sintomas desaparecerem e use essa dose como ponto de partida para aumentá-la lentamente. Se você tiver esses sintomas no início do programa, reduza a dose inicial para um oitavo de comprimido por dia, aumentando gradualmente a partir daí.

3. A nimodipina é um tratamento temporário. Algumas pessoas só precisam dela por um mês, ou pouco mais, enquanto outras vão precisar por mais tempo (quatro ou cinco meses no máximo).

4. Uma vez iniciado o aumento semanal de dosagem, se você sentir ruborização facial ou dores de cabeça moderadas, mas visíveis, não aumente a dose na semana seguinte. Mantenha a mesma dose por mais uma semana e só então tente novamente. Se continuar a sentir esses sintomas, você saberá que atingiu a dose de manutenção e é hora de começar a reduzir.

5. Conforme avança com a nimodipina, é possível que você experimente um aumento na função cognitiva e emocional e uma redução nos sintomas, inclusive da enxaqueca. Em outras palavras, você notará um aumento da função cerebral. É assim que perceberá que está melhorando.

6. Em algum momento, você chegará a uma dose máxima de manutenção e não precisará aumentar mais a nimodipina. Você saberá que chegou a esse ponto quando seu cérebro e suas funções emocionais melhoraram muito e se, ao tentar aumentar a dose, sentir uma leve dor de cabeça (diferente da enxaqueca comum à SFC; em minha experiência, nada grave ou incapacitante, mais um pequeno incômodo), ruborização facial moderada ou aumento nos batimentos cardíacos. Esses são sinais de que a nimodipina fez seu trabalho e você deve manter a dose da semana anterior.

7. Em certo momento, essa dose de manutenção, por si só, vai provocar os mesmos sinais que surgiriam se você estivesse tomando o remédio em excesso. Isso ocorre porque sua circulação cerebral está melhorando, as neurotoxinas foram reduzidas e seu corpo está se recuperando. Quando isso acontecer, comece reduzindo a dosagem, revertendo cuidadosamente o protocolo. Digamos, então, que você chegou à dose de dois comprimidos por dia. Reduza-a tomando um comprimido pela manhã e três quartos à tarde. Mantenha esse nível novamente até sentir os indicadores de que é hora de reduzir, e continue o processo até não tomar mais nimodipina.

8. Evite consumir toranja (grapefruit) enquanto tomar nimodipina, uma vez que essa fruta interfere na eficácia do medicamento, e sempre verifique com seu médico outras interações medicamentosas.

Este protocolo é realmente fácil de seguir. O programa foi criado especificamente para pessoas que estão em casa. A quantidade de nimodipina ingerida é muito pequena e o aumento é lento para garantir reações mínimas. Apenas monitore seu progresso e preste atenção a como você se sente. É sempre possível ajustar a dose.

Você agora está no comando de sua recuperação. Psicologicamente, isso é muito importante. A SFC não o controla mais porque você tem os meios para combater a doença. Estabeleça o ritmo do tratamento segundo a maneira como se sente; essa sensação de fortalecimento deve instilar-lhe confiança.

JULIA

Para mim, os sintomas eram névoa mental, névoa mental, névoa mental. Eu não conseguia me lembrar de nada. Também fiquei bastante deprimida. Eu conseguia andar e até trabalhei meio-período, mas me sentia chorosa o tempo todo e o mundo parecia apenas um grande borrão. Estava tomando antidepressivos, mas eles não funcionavam, e isso me deixou mais deprimida.

Quando comecei a tomar a nimodipina, depois de algumas semanas comecei a pensar com mais clareza e me senti melhor emocionalmente. Lembro-me de pensar: "Ah, então é assim que a gente se sente quando os antidepressivos funcionam pra valer". Felizmente eu nunca tinha estado deprimida, os sintomas eram decorrentes da SFC. Quase todos os sintomas estavam ligados ao cérebro e um por um foram resolvidos. Assim que a nimodipina fez seu trabalho, eu não precisei mais tomar antidepressivos.

Enquanto toma a nimodipina, você pode introduzir os seguintes suplementos, começando com o *Ginkgo biloba*.

Ginkgo biloba

O *Ginkgo biloba* é um suplemento frequente na alimentação saudável. Acredita-se que ajuda a aumentar a circulação periférica (por exemplo nas extremidades do corpo, como mãos e pés). Tome uma cápsula de 400 mg de *Ginkgo biloba* por dia. Esse nível de dosagem é seguro; porém, se surgirem hematomas, que são um efeito colateral conhecido (mas raro), você deve parar de tomar.

L-Glutamina

Importante fonte de energia para o cérebro, esse aminoácido também ajuda a melhorar a função do trato digestivo. Tome uma cápsula de 500 mg três vezes ao dia por um mês. Depois, reduza a dose para duas vezes ao dia durante um mês. Em seguida, é aconselhável ingerir a dose de manutenção de um comprimido de 500 mg por dia.

Óleo de prímula

O óleo de prímula é útil nos sintomas do cérebro e dos músculos porque contém uma substância chamada ácido gamalinoleico (GLA), que ajuda a aliviar os sintomas de dor, especialmente as musculares. A dose recomendada é de uma cápsula de 500 mg quatro vezes por dia.

Passo dois: promover uma boa saúde intestinal

ESTE PASSO ACONTECE SIMULTANEAMENTE ao Passo Um. Você vai precisar de:

> › Probiótico em pó (para repor a flora bacteriana boa).

Probióticos

Ao mesmo tempo que melhora a circulação do cérebro e do corpo, você também vai precisar vigiar o funcionamento de seu trato gastrointestinal e começar a tomar o probiótico. Como vimos antes, muitos profissionais de saúde reconhecem – embora a informação seja controversa – que um intestino saudável é vital para corpo e mente saudáveis. Como muitos portadores de SFC sofrem com o supercrescimento de leveduras (também chamado de disbiose, candidíase ou microrganismos ruins) e esse desequilíbrio prejudicial à saúde pode reduzir a absorção de vitaminas e minerais, seu sistema digestivo precisa ser cuidado.

Este programa recomenda um pó probiótico chamado Prime Directive (não disponível no Brasil) – produto orgânico que, com base na experiência do dr. Mason Brown, é o mais eficaz –, mas diversos outros estão disponíveis em forma de cápsula. Certifique-se de procurar um probiótico de boa qualidade, com bilhões de microrganismos. Os probióticos visam reabastecer seu trato digestivo com um bom suprimento de microrganismos bons e também podem ajudar a melhorar os sintomas de afta, indigestão e intestino irritável.

As instruções de uso em geral são simples – basta misturar o pó em água. Comece com uma quantidade bem pequena, de um quarto a meia colher de chá por dia, pela manhã ou momentos antes de dormir. É muito importante que você comece com uma dose pequena e aumente-a, de forma lenta e constante, até a quantidade recomendada. É fundamental enfatizar isso sempre. Ao cuidar de sua saúde gastrointestinal dessa maneira, reabastecendo seu estoque de microrganismos bons, os ruins morrerão e serão processados pelo sistema imunológico. Em consequência dessa interação com o sistema imunológico, espere um aumento nos sintomas "como os de gripe" (cansaço, dores, irritabilidade e distúrbios emocionais). Isso é normal, saudável e esperado. Porém, como provavelmente seu corpo ainda está enfraquecido e mais frágil do que o de uma pessoa saudável, não o sobrecarregue. Monitore seus sintomas. Se você de fato se sentir mais cansado do que o normal ou surgirem outros sintomas "como de gripe", reduza a dose de probióticos ou deixe de tomá-los por um ou dois dias. Isso dará a seu corpo a chance de processar os resíduos de microrganismos ruins e eliminá-los. Quando começar a notar que se sente melhor, retome os probióticos.

De modo geral, devem-se tomar os probióticos por dois ou três meses e então parar. Eu continuo ingerindo um probiótico por dia como parte de minha rotina diária de saúde. Porém, se você sentir aumento de energia e queda nos sintomas "como os de gripe", isso significa que seu corpo já está começando a absorver melhor as vitaminas e os minerais. A energia dessas substâncias nutritivas finalmente está chegando a suas células.

Alimentos que devem ser evitados

Sabe-se que certos alimentos estimulam o crescimento de microrganismos ruins no intestino e devem ser eliminados da dieta. Entre eles talvez estejam muitas de suas comidas favoritas, mas, parafraseando o lema de uma famosa empresa de suplementos, *nada é tão gostoso quanto sentir-se cheio de energia*:

> Farinha branca.
> Arroz branco.
> Açúcar.
> Mel e caldas.
> Cubinhos de caldos processados.

> Extrato de levedura (intensificador de sabor presente em diversos produtos industrializados).
> Molho de soja (*shoyu*).
> Carnes e peixes defumados.
> Picles e *relishes*.
> Amendoim.
> Cogumelo.
> Qualquer comida que contenha vinagre, como maionese.
> Comidas apimentadas ou com *curry*.
> Frutas cítricas, especialmente laranja, limão e toranja.
> Frutas secas.
> Queijo.
> Alimentos e sucos enlatados.

Alimentos que devem ser incluídos em sua dieta

Depois de adquirir uma boa saúde intestinal, você precisa garantir que os alimentos que consome também aumentem o crescimento de boa flora bacteriana, e para tanto deverá lhe fornecer o ambiente correto para que floresça. Aqui vai uma lista de alimentos que preenchem esse requisito:

> Saladas e legumes frescos (orgânicos).
> Abacate.
> Sementes (por exemplo, de girassol, abóbora ou linhaça).
> Especiarias e ervas suaves (por exemplo, orégano, manjericão, noz-moscada, canela).
> Chás de ervas e de ruibarbo.
> Queijo *cottage*.
> Iogurte natural de leite de cabra ou ovelha.
> Mingau de arroz.

> Leite de soja ou de arroz.
> Frango orgânico.
> Peixe (de todos os tipos).
> Azeite de oliva extravirgem.
> Alcachofra.
> Aspargo.
> Bananas.
> Leite desnatado ou soro do leite.
> Endívia.
> Alho.
> Alho-poró.
> Cebola.
> Echalota.
> Tempê (tipo de carne de soja fermentada)[2].

Passo três: desintoxicando o corpo

VOCÊ VAI PRECISAR DE:

> Revenol (antioxidante).
> Cardo-mariano (para ativar a função do fígado).

Assim que você perceber sinais de melhora com os dois passos anteriores e estiver confortável para avançar, é hora de começar o Passo Três, que visa desintoxicar o corpo. Recomendo-lhe esperar cerca de um mês antes de começar o processo de desintoxicação.

Conforme progride nos Passos Um e Dois, sempre monitore suas sensações. As neurotoxinas diminuíram, levando à melhora da função cognitiva, a um trato digestivo mais saudável e a um aumento na absorção de minerais e vitaminas, portanto seu corpo deve estar fortalecido. Durante todo esse processo, sempre se pergunte como está se sentindo. Só você pode monitorar a reação de seu corpo a cada fase, de maneira que o programa possa ser dimensionado segundo suas necessidades individuais. Apesar de simples, isso é essencial, pois você é o único a poder determinar o nível da sua recuperação. Isso porque, como vimos, a SFC não é uma doença padronizada.

Exposto a toxinas internas – dos resíduos de produtos celulares – e externas – poluentes, aditivos alimentares e produtos químicos –, seu organismo tem funcionado mal e não tem sido capaz de processar essas toxinas de modo eficiente, resultando em um acúmulo que agora é preciso atacar.

Revenol

O Revenol (que não está à venda no Brasil, mas pode ser comprado pela internet) é recomendado para a desintoxicação. Embora haja outros antioxidantes no mercado, recomendo este para nosso propósito. Suas cápsulas combinam vitamina C, betacaroteno e pinheiro-bravo. Apesar de enriquecido com nutrientes, o Revenol é um poderoso agente desintoxicante.

A desintoxicação deve ser experimentada muito, muito, lentamente, pois mais uma vez o sistema imunológico será responsável por processar essas toxinas. Sobrecarregar o corpo com excesso de toxinas exigirá demais do fígado. Por isso, antes mesmo de pensar em desintoxicar suas células, espere até que a reação de "morte em massa" (veja a p. 134) – que indica que seu trato digestivo se acalmou – arrefeça, pois talvez você sinta um aumento agudo nos sintomas "como os de gripe", especialmente cansaço, quando estiver se desintoxicando. Alguns experimentam um aumento leve nos sintomas, enquanto em outros (eu incluída) eles se agravam. Esse é um bom sinal de que seu corpo está se curando normalmente, mas devido aos sintomas que costumam aparecer nunca se deve forçar o processo de desintoxicação. É necessário manter um ritmo lento e cauteloso.

Como no caso da nimodipina, a dose inicial de Revenol é muito baixa, mas ao contrário da droga não será preciso esperar uma semana antes de aumentar a dose. Baseie sua decisão na maneira como se sente.

Você vai precisar do cortador de comprimidos novamente. Comece com um quarto de comprimido. Se se sentir bem, aumente a dose para meio no dia seguinte. Continue assim até atingir a quantidade diária recomendada pelo produto. Se, a qualquer momento, você sentir um excessivo cansaço ou sintomas "como de gripe", simplesmente interrompa o Revenol por um ou dois dias, voltando quando se sentir melhor. Você também pode espaçar a dosagem, tomando em dias alternados. Como o Revenol não é um medicamento controlado, mas um suplemento alimentar, você pode continuar ingerindo-o pelo tempo que quiser ou precisar, dependendo do processo de desintoxicação.

Você saberá quando a desintoxicação terminou, pois assim que todas as toxinas são eliminadas seu sistema imunológico não é mais ativado para reagir a elas. Quaisquer sintomas que você tenha sentido, como cansaço, dores e irritabilidade, terão desaparecido. O Revenol terá agido quando seu corpo estiver funcionando de forma plena e os nutrientes forem capazes de chegar às células. Você provavelmente sentirá mais energia, vitalidade e bem-estar do que jamais imaginou.

Para alguns, que têm pouco acúmulo de toxinas, o processo será curto. Para outros, pode ser mais longo. Tomei Revenol por um ano antes de notar qualquer melhora real em meus sintomas. Isso ocorreu porque eu tinha uma concentração extremamente alta de toxinas no corpo. Porém, posso garantir que cada momento valeu a pena, pois recuperei a saúde. E faria tudo de novo.

Lembre-se sempre de tomar o Revenol depois das refeições, do contrário você pode ter desconforto estomacal, em razão da alta concentração de vitamina C.

Cardo-mariano

Ao se desintoxicar, você também deve ingerir um produto chamado cardo-mariano, que contém uma substância chamada silimarina. Trata-se de um suplemento que pode ser obtido em qualquer loja de produtos naturais e é conhecido por suas propriedades favoráveis ao fígado, órgão do corpo responsável por limpar as toxinas. Assim, durante o processo de desintoxicação (que significa que mais toxinas serão bombeadas no corpo), o fígado precisa de mais apoio do que nunca. Siga a dose recomendada na embalagem de cardo-mariano. Você pode continuar a tomá-lo depois de concluído o processo de desintoxicação (por exemplo, quando não tiver mais sintomas de gripe e sentir um aumento de energia) ou pode interromper a ingestão assim que não precisar mais do Revenol.

Passo quatro: reabastecendo seu corpo

Você vai precisar de:

> Um bom suplemento vitamínico (para atender à necessidade de reabastecimento de seu corpo durante o processo de recuperação).

À medida que você avança até o Passo Três, seu organismo trabalhará bastante para limpar o "lodo" do cérebro, do trato gastrointestinal e das células. Quando esses obstáculos forem removidos, seu corpo deverá estar mais receptivo a todos os nutrientes saudáveis da comida. Como esteve realmente privado de tais nutrientes (não necessariamente por sua dieta ser pobre, mas por todos os obstáculos ao bom funcionamento), seu corpo vai se beneficiar também de certas vitaminas e minerais.

Eu recomendaria uma boa cápsula de multivitaminas. Procure uma que contenha vitaminas B, C e vitamina E, cálcio, magnésio, zinco e selênio e siga a dose indicada no frasco. Você pode continuar a tomar a multivitamina diariamente ou parar quando se sentir bem. É claro, eu também recomendo que você tenha uma dieta saudável (veja o Capítulo 8 ou consulte um nutricionista).

O processo de recuperação

ENQUANTO SEU CORPO VIVENCIA o processo de cura, você deve descansar a fim de se recuperar e restabelecer-se. Depois de um tempo, os sinais de recuperação começarão a aparecer. Seu sistema imunológico vai permanecer ativado, eliminando as toxinas e lidando com quaisquer infecções virais prolongadas que tenham sobrecarregado seu corpo. O processo pode levar um tempo. A regra básica é: se você tem SFC há mais de cinco anos, talvez demore um ano para se recuperar – ou pelo menos para sentir uma grande melhora na qualidade de vida. Se você vem sofrendo dos efeitos deletérios da doença há mais tempo, espere um período de recuperação de dois anos. Seu corpo está em dificuldades em razão de uma doença séria, o que exige paciência, perseverança e ritmo.

VENCENDO A FADIGA CRÔNICA

Ao longo do processo, você observará melhoras e, a cada novo marco importante – independentemente de quão pequeno seja no começo –, se sentirá vitorioso. Um dia, livre das toxinas, com os vírus classificados e o fluxo de energia atingindo suas células, graças à saúde de seus intestinos e sistema circulatório, você deve acordar com uma vitalidade maior do que jamais sonhou ser possível.

Pense na recuperação em estágios progressivos: primeiro se adere ao programa, depois se notam as melhoras físicas, em seguida entra-se no processo de atividade física e reabilitação e, finalmente, recupera-se o bem-estar total e retoma-se a vida como pessoa saudável.

Use o quadro a seguir para monitorar seu progresso ao longo do processo de recuperação. Classifique-o em uma escala de zero a 100 (na qual zero reflete seus piores sintomas e 100 corresponde à saúde máxima). Não se alarme se o progresso for lento; lembre-se sempre de que você está se recuperando de uma doença séria e é preciso dar tempo ao tempo.

	Dia 1	Dia 2	Dia 3	Dia 4	Dia 5	Dia 6	Dia 7
Como estou me sentindo hoje?							
Quais são meus sintomas cognitivos?							
Quais são minhas emoções?							
Quais são meus sintomas físicos?							

Para concluir

TODOS GOSTARÍAMOS DE NOS recuperar o mais rápido possível, mas o corpo só consegue se curar num ritmo próprio. Durante esse tempo de recuperação, conte com pequenas melhorias ao longo do caminho. Até mesmo as conquistas ínfimas – fazer chá, sair para caminhar, sentar-se em um restaurante ou passear com amigos – assumirão novo significado e se tornarão situações divertidas. Então, lembre-se:

1. Seja paciente.
2. Tente não se preocupar com o tempo de recuperação. Isso não vai diminuir o tempo de cura; na verdade, sofrimento psicológico pode retardar o processo.
3. Aceite que você precisa de tempo. Permita-se deitar, descansar e melhorar. Neste momento, este é seu trabalho.
4. Sempre monitore seus sintomas e mantenha um ritmo correspondente.
5. Sempre mantenha seu médico inteirado de seu processo.
6. Use o mantra: "As coisas podem piorar antes de melhorar". Se você tem sintomas "como os de gripe", seu corpo está no processo de eliminar toxinas e curar-se.

MARGUERITE

Eu estava acamada com SFC havia muito, muito tempo. Não precisei de muita nimodipina porque minhas faculdades mentais estavam boas, exceto por alguns esquecimentos leves e por eu nem sempre conseguir acompanhar conversas complicadas ou tramas na televisão. Meu problema real eram as toxinas.

Quando comecei com o Revenol, realmente senti a reação. Tive de voltar para a cama, mas aprendi a reduzir e administrar a dose. No início, fiquei ansiosa, porque pensei que estava tendo uma recaída. Eu realmente me sentia com uma gripe forte. Mas, olhando para trás, para ser sincera, os sintomas não eram tão piores que minha doença. Fiquei assim por alguns meses até que comecei a notar que sentia mais energia. Pouca no início, mas definitivamente perceptível. A energia continuou a aumentar dia a dia e o cansaço e a sensação de dor desapareceram juntos.

JULIA

Você pode ter SFC por dois anos ou por 20. É uma doença séria, mas cabe a você a forma de lidar com ela. Eu não tinha muitas toxinas e mal me lembro de tomar Revenol. A nimodipina foi a droga que realmente me ajudou. Lembro-me de ir visitar uma amiga com SFC. Ela tinha consultado seu clínico geral e o especialista do hospital. Ela seguira o conselho deles de se exercitar, exercitar, exercitar e acabou na cama.

NOTAS

1. No Brasil, a nimodipina pode ser encontrada com diversos nomes comerciais, entre eles Eugerial, Miocardil, Neuron, Nimobal, Nimopax, Nimotop, Nimovas, Noodipina, Oxigen e Vasodipina. [N. R. T.]

2. Para mais informações sobre como melhorar sua saúde digestiva, recomendo dois livros excelentes: *Good gut healing*, de Kathryn Marsden (Londres: Piatkus, 2003), e *The beating fatigue handbook*, de Erica White (Londres: Thorsons, 2000).

8 A opção nutricional

EMBORA A ABORDAGEM CLÍNICA do capítulo anterior seja muito eficiente como primeiro passo para fortalecer o corpo, ela não é indicada para todos. Alguns sentem que a natureza independente do programa é exigente demais ou ficam assustados com a ideia de ingerir medicamentos. Se você se encaixa nessa categoria, há outra opção – o método nutricional. Com ele também é necessário monitorar suas reações e passar pela reação de morte em massa (veja a p. 134), mas esta abordagem puramente nutricional é um tratamento muito eficaz para a SFC.

Apesar de não ter seguido este programa quando tive SFC, principalmente porque não o conhecia na época, recomendo os dois profissionais que o desenvolveram. Alessandro Ferretti (Alex) e Jules Cattell são dois nutricionistas qualificados que trabalham em parceria, e por quem tenho enorme respeito. Com base na compreensão das causas e da natureza da SFC, eles elaboram este programa fácil de seguir, que pode ser feito em casa. Embora eles recomendem que você trabalhe com um nutricionista para aumentar suas chances de sucesso, isso não é absolutamente necessário. (Para mais informações sobre Alex e Jules, veja os currículos deles no final do livro.)

O objetivo desta abordagem, que conversa com a filosofia do renomado especialista norte-americano em SFC, dr. Jacob Teitelbaum (veja a p. 74), é nutrir e curar o corpo com boa comida, melhoras na dieta e suplementação vitamínica e mineral. Há também uma forte sobreposição entre esta abordagem e o método do dr. Mason Brown. Como sempre, consulte seu médico antes de fazer quaisquer mudanças em sua dieta ou rotina de saúde.

O objetivo do método nutricional

O MODELO NUTRICIONAL FOI criado para reabastecer e melhorar:

> O sistema imunológico.
> O funcionamento gastrointestinal.
> A circulação.
> O funcionamento adrenal.
> As mitocôndrias celulares.
> O funcionamento do fígado.

Recomendações dietéticas gerais

VAMOS COMEÇAR MELHORANDO SUA comida e sua dieta. Pode ser uma expressão banal, mas quando se trata de SFC realmente somos o que comemos. Comida, dieta e nutrição são as pedras de toque da saúde e do bem-estar, portanto essenciais na recuperação.

Muitas pessoas com SFC têm desequilíbrios alimentares, principalmente distúrbios do açúcar no sangue[1]. Sua dieta em geral tem pouca proteína e excesso de carboidrato, desregulando o nível de açúcar no sangue. Quando nos referimos a açúcar no sangue, estamos falando de energia. Se o açúcar no sangue é baixo demais, podem surgir muitos dos sintomas associados à SFC – fadiga, fraqueza, dores de cabeça, distúrbios emocionais, tontura, desmaios (mas o baixo açúcar no sangue não significa automaticamente SFC). Ao contrário, se os níveis de açúcar no sangue são altos, isso pode levar ao desenvolvimento de doenças crônicas, como diabetes, ou diminuir os níveis de energia. Assim, o objetivo é consumir alimentos que regulem cuidadosamente o açúcar sanguíneo e mantenham-no bem equilibrado. Estamos falando tanto de alimentos que liberam açúcar lentamente na corrente sanguínea como daqueles que não contêm açúcar algum.

Os níveis de açúcar no sangue se desregulam devido à dieta. Quem tem sintomas de baixo açúcar no sangue, por exemplo, pode ficar tentado a consumir doces ou cafeína, levando a uma alta aguda dos níveis de açúcar. Essa explosão logo será seguida de uma queda drástica, resultando mais uma vez em baixo açúcar no sangue e sintomas correspondentes. A tentação então é consumir alimentos que ajam rápido (como bolos, biscoitos, cafeína), levando a um ciclo interminável de picos e quedas. Regular o açúcar no sangue deixa o paciente mais energizado.

Para melhorar a saúde e a vitalidade, recomenda-se a adoção de uma abordagem alimentar de "caçador-coletor". Abaixo, algumas diretrizes que vão manter o nível do açúcar estável e prepará-lo para enfrentar o cotidiano:

> Proteínas magras em todas as refeições (frango, carne de caça, peixe – especialmente variedades mais oleosas –, carnes vermelhas orgânicas, ovos, tofu/tempê, nozes e sementes frescas).
> Pouco ou nenhum cereal (trigo, aveia, centeio) – eles podem sobrecarregar o trato intestinal.
> Muitos legumes e saladas verdes.
> Água, chá de ruibarbo ou de ervas para substituir chás com cafeína, café, refrigerantes e álcool.
> Tenha como meta uma porção de um terço de proteína para dois terços de verduras em toda refeição e nos lanches. Não é necessário medir porções exatas: é mais ou menos uma mão cheia de carne e duas de vegetais.

Outras orientações sobre a boa alimentação

AQUI VÃO ALGUMAS DICAS para ajudar a regular os níveis de açúcar no sangue e dar a você mais energia:

> Corte todo o álcool.
> Evite bebidas que contenham cafeína, como chá preto, café, refrigerantes de cola.
> Elimine os cereais refinados, como farinha de milho, arroz branco e farinha branca, porque eles liberam açúcar na corrente sanguínea com muita rapidez.
> Evite comidas com produtos químicos, aditivos ou conservantes.
> Fique longe de tudo que contém açúcar (incluindo mel e malte).
> Planeje cinco pequenas refeições por dia, em vez de três grandes.
> Coma sempre no café da manhã.
> Aprenda a lidar com o estresse (veja o Capítulo 10), já que as pessoas costuma recorrer a guloseimas e escolhem carboidratos refinados para dar uma elevada no emocional.
> Coma cereais integrais – arroz integral, sêmola de milho e macarrão integral.

INSTRUÇÕES ESSENCIAIS DO PROTOCOLO

Como no modelo clínico, a opção nutricional especifica um coquetel de vitaminas e minerais para recolocar seu corpo em ação. Se você sofre de SFC há algum tempo, provavelmente seu corpo ficou sem os nutrientes necessários para funcionar bem. Embora a abordagem "caçador-coletor" de alimentação seja o primeiro passo para um estilo de vida saudável, você também terá de estimular o corpo com suplementos alimentares.

Alguns dos suplementos indicados aqui são os mesmos recomendados no capítulo anterior; outros são diferentes. Você pode optar entre continuar tomando-os na dosagem recomendada quando seu corpo estiver estabilizado ou parar quando se sentir melhor.

Antes de detalhar a fórmula específica para a SFC, aqui vão sete pontos-chave fundamentais:

1. **Para portadores da forma moderada da doença.** Sempre comece com a menor dose possível de cada produto. O objetivo é aumentar a ingestão lentamente até a dose completa, dependendo de como você se sente. Vejamos a suplementação passo a passo: no Dia Um tome todos os suplementos do Passo Um, no Dia Dois adicione os suplementos extras para o Passo Dois, no Dia Três acrescente a suplementação recomendada para o Passo Três, e assim por diante. Continue até que esteja tomando todos os suplementos. Você pode optar por espaçar o processo ao longo do dia, tomando, por exemplo, metade dos suplementos pela manhã e a outra metade à tarde. Se você se sentir sobrecarregado a qualquer momento, apenas reduza a dosagem ou adote uma política de dia sim, dia não.

2. **Para portadores da forma grave da doença.** A SFC pode deixar seu corpo bastante enfraquecido. Se você está particularmente frágil ou cansado, recomenda-se que introduza as mudanças de suplementação lentamente. Para acostumar seu corpo e evitar colocá-lo sob um esforço maior, comece com um suplemento por vez, a partir do início da lista a seguir, e introduza um novo a cada dia. Quando já estiver tomando todos os suplementos, pode optar por ingerir metade das vitaminas e minerais pela manhã e a outra metade à tarde.

3. Sempre monitore como está se sentindo e acompanhe seu progresso usando a tabela da p. 121.

4. Talvez você piore antes de melhorar. Quando o corpo está se recuperando, costuma haver um aumento dos sintomas como cansaço, gânglios inchados, febre, sensação de dor. Muitos desses sintomas são semelhantes aos da SFC, mas também compõem o processo normal de recuperação, por isso não entre em pânico. Se, porém, os sintomas forem muito fortes, tire um dia de folga, talvez dois ou até três, retomando o tratamento assim que você se sentir melhor.

5. Comece com a dosagem mínima do rótulo e vá aumentando até a dose diária recomendada. Por exemplo, se o rótulo diz: "Tome um comprimido três vezes ao dia", comece com um comprimido e aumente até o total de três.

6. Entre em contato com o grupo de apoio local de SFC (veja os Grupos e instituições de apoio na p. 227). Doença e recuperação podem ser experiências de isolamento, então seria interessante atravessar o processo com outras pessoas, encorajando um ao outro.

7. Se você já está fazendo uso de vitaminas e minerais, certifique-se de não tomá-los em duplicata. Porém, se você está ingerindo algo que sente que o beneficia, continue. Se estiver em dúvida, contate seu nutricionista.

O protocolo de suplementação

Vitaminas e minerais essenciais
Você vai precisar de:

> D-Ribose.
> Acetilcarnitina.
> Erva-de-são-joão – procure informações médicas, especialmente se já está tomando antidepressivos.
> Soro de leite em pó.
> Suplemento probiótico.
> L-Glutamina (1 g, duas vezes ao dia).
> *Ginkgo biloba.*
> OxyB15 da BioCare[2].
> Rhodiola.
> Ascorbato de magnésio (em pó).
> N-acetilcisteína.
> Vitaflavan da BioCare[3].
> Coenzima Q10.

> Suplementos de óleo de peixe, como óleo de fígado de bacalhau.
> Cardo-mariano.

Passo um: armazenando energia

COMECE O PROCESSO DE suplementação tomando as seguintes substâncias que aumentam a energia:

> D-Ribose (5 g, três vezes ao dia).
> Acetilcarnitina (1 g, duas vezes ao dia).
> Erva-de-são-joão (500 mg por dia – mas sempre peça informações a seu médico sobre esta substância, pois ela pode interagir com os antidepressivos).

Depois de ter tomado esses suplementos, monitore suas reações. Se você se sente bem, melhor ou não nota aumento de desconforto nos sintomas, passe ao Passo Dois. Se perceber problemas, eu sugiro voltar e começar apenas com o primeiro suplemento recomendado. Caso não haja efeitos colaterais, vá para o próximo e continue até conseguir isolar o suplemento que está causando problemas.

Passo dois: dando a partida no sistema imunológico

ASSIM QUE ESTIVER PRONTO para prosseguir, o próximo passo é abordar o sistema imunológico. Como este fica desordenado nos portadores de SFC, é preciso "dar a partida" para que ele volte a funcionar de forma saudável. Para fazer isso, tome:

> Soro do leite em pó (o sistema imunológico precisa de proteína para funcionar bem).

Como vimos, muitas pessoas com SFC têm falta de proteína na dieta. Essa suplementação vital combate esse desequilíbrio. Comece com uma colher por dia e, mais uma vez, sempre monitore suas reações, regulando a suplementação de acordo com elas.

Passo três: estimulando a boa saúde intestinal

QUANDO ESTIVER PRONTO PARA o Passo Três, isso significa que seu corpo está lidando bem com os suplementos anteriores e está mais receptivo à recuperação. Agora seria o período ideal para melhorar a saúde de seu trato gastrointestinal. Como vimos, muitas pessoas com SFC sofrem com disfunções do trato digestivo, seja porque este parece obstruído pelo crescimento insalubre de microrganismos ruins, levando à má absorção de nutrientes, seja porque há uma infecção gastrointestinal (um fator desencadeante conhecido da SFC) anterior à doença. Você vai precisar de:

> Uma cápsula probiótica com *Lactobacillus acidophilus* e *Bifidobacterium bifidum* – procure por um produto que contenha a maior quantidade de bactérias possível, de preferência bilhões delas; cada probiótico é diferente, mas, quanto maior a quantidade de microrganismos, melhor.
> L-Glutamina (1 g, duas vezes por dia – fonte primária de energia para melhorar o funcionamento das células no trato gastrointestinal).

O probiótico vai ajudar a tornar o revestimento intestinal mais saudável. Você pode continuar tomando-o todo dia, como parte de sua rotina de saúde, ou parar quando se sentir melhor. Porém, também deve considerar tomar probióticos se:

> Tomou antibióticos ou acha que vai ter de fazê-lo.
> Está sofrendo uma sobrecarga de estresse.
> Tem infecções frequentes.
> Tem infecções fúngicas há muito tempo nas unhas ou pé de atleta.
> Sofre de má digestão.
> Está se recuperando de uma cirurgia ou prestes a ser operado.
> Sofre de cistite.

Orientações sobre os alimentos e a dieta probiótica

MESMO QUE OS PROBIÓTICOS sejam bastante eficazes na promoção do crescimento da boa flora bacteriana, alguns alimentos também auxiliam a nutrir esses amigos do intestino. Tente introduzir alguns deles em sua dieta diária:

> Abacate.
> Sementes (por exemplo, girassol, abóbora ou linhaça).
> Temperos e ervas suaves (por exemplo, orégano, manjericão, noz-moscada, canela).
> Chás de ervas ou de ruibarbo.
> Queijo *cottage*.
> Iogurte natural de leite de cabra ou ovelha.
> Mingau de arroz.

- Leite de soja e de arroz.
- Frango orgânico.
- Peixe (de todos os tipos).
- Azeite extravirgem.
- Alcachofra.
- Aspargo.
- Banana.
- Leite desnatado.
- Endívia.
- Alho.
- Alho-poró.
- Cebola.
- Echalotas.
- Tempê (carne fermentada de soja).

Alimentos que devem ser evitados

COMO VIMOS NO CAPÍTULO anterior, determinados alimentos ou bebidas são conhecidos por ajudar os microrganismos ruins a proliferar no intestino. É quase impossível removê-los totalmente da dieta, mas vale a pena evitá-las o máximo possível:

- Álcool.
- Farinha branca.
- Arroz branco.
- Mel e caldas.
- Cubinhos de caldo processados.
- Extrato de levedura (intensificador de sabor presente em diversos produtos industrializados).
- Molho de soja.

> Carnes e peixes defumados.
> Picles e *relishes*.
> Amendoim.
> Cogumelo.
> Quaisquer comidas que contenham vinagre, como maionese.
> Pimentas e comidas com *curry*.
> Frutas cítricas, especialmente laranja, toranja e limão.
> Frutas secas.
> Queijo.
> Comidas e sucos enlatados.
> Açúcar.

REAÇÃO DE MORTE EM MASSA

Quando os microrganismos ruins são destruídos, uma sobrecarga no sistema imunológico ou um aumento nos sintomas "como de gripe" podem ocorrer enquanto o sistema imunológico processa os microrganismos mortos. Esse processo é chamado de "morte em massa" ou reação de Herxheimer. Os sintomas, apesar de temporários, devem ser monitorados com muito cuidado, especialmente se você está muito fraco. Prossiga lentamente. Eles podem ser tanto físicos como emocionais, então fique atento a uma ampla gama de sensações fortes. Se a menor dose possível está produzindo uma reação pesada, altere o ritmo da recuperação. Lembre-se: você está no controle da sua recuperação e dos sintomas. Por exemplo, em vez de tomar uma cápsula de probiótico todo dia, tome um dia sim, outro não, ou a cada três dias. Quando os sintomas diminuírem, aumente a dosagem lentamente.

Embora os sintomas sejam desagradáveis e pareçam avassaladores, eles são um sinal de que seu corpo está começando a se restabelecer. Infelizmente a SFC nos deixa tão embotados pela sobrecarga de organismos insalubres que uma boa faxina – apesar de incômoda – é necessária. Quando esses obstáculos à saúde forem removidos, seu corpo ficará mais receptivo à absorção de nutrientes.

Passo quatro: melhorando a circulação

Um bom fluxo sanguíneo também é essencial para a recuperação, e é disso que trata o Passo Quatro. A circulação age como o sistema de transportes do corpo. Como vimos (veja as p. 43-4), a má circulação é uma marca da SFC, e muitos de seus sintomas centrais se desenvolvem em consequência dela. Portanto, ao promover a boa circulação, duas metas importantes serão atingidas: as toxinas do lixo celular que aumentaram por causa do fluxo sanguíneo lento serão eliminadas de uma vez por todas e os bons nutrientes que energizam o corpo chegarão às células para alimentá-las. Para conseguir tudo isso você deve tomar:

> *Ginkgo biloba* (se ficar com hematomas, o que pode ser um efeito colateral, pare de tomar o produto).
> Um antioxidante com alta concentração de vitaminas A, C e E.

Passo cinco: dando apoio à função adrenal

O mau funcionamento da glândula adrenal pode levar a vários sintomas da SFC, inclusive tontura, fadiga, redução da força do sistema imunológico e diminuição da capacidade de lidar com o estresse. Além disso, as adrenais, precisam de apoio extra para uma função hormonal saudável e para promover bem-estar. Mais uma vez, lembre-se de começar com a menor dose de cada produto:

> Ascorbato de magnésio (em pó).
> Rhodiola (ajuda a zerar as reações do corpo ao estresse, estimula o hipotálamo e aumenta o vigor. Se a Rhodiola não

fizer efeito, a fosfatidilserina pode ser tomada como alternativa, veja a seguir).

> Fosfatidilserina (pode ajudar a reiniciar o relógio biológico; este produto é caro e geralmente usado como último recurso quando a Rhodiola não é eficaz)[4].

Passo seis: melhorando a função mitocondrial

As MITOCÔNDRIAS SÃO CÉLULAS que correspondem a uma usina de energia. Portadores de SFC em geral têm uma queda na função mitocondrial, levando a um aumento dos sintomas, especialmente fadiga. A D-Ribose e a acetilcarnitina que você já está tomando (veja a p. 130) ajudam nisso, assim como a proteína do soro de leite em pó (veja a p. 131). Porém, para melhorar ainda mais a função mitocondrial, tome:

> N-acetilcisteína (estimula a glutationa química – veja boxe a seguir –, necessária para a reação do sistema imune e reparação do DNA).
> Suplemento antioxidante de boa qualidade (protege as mitocôndrias); verifique boas marcas em lojas de produtos naturais ou informe-se com seu nutricionista.
> Coenzima Q10 (age como a "vela de ignição" de seu suprimento alimentar porque libera o máximo de energia dos alimentos).
> Suplementação de óleo de peixe (uma cápsula, duas vezes ao dia – estimula a concentração e melhora a função cognitiva).

GLUTATIONA

É uma proteína que consiste em três aminoácidos-chave: cisteína, glicina e ácido glutamínico. A glutationa exerce muitas funções importantes na saúde, como desintoxicação e ajuda ao sistema imunológico, e estimula a ação das células do sangue de reduzir os danos dos radicais livres (moléculas tóxicas que destroem as células).

A falta de glutationa foi detectada em muitas pessoas com SFC[5], mas pode-se voltar a níveis saudáveis especialmente com o uso de vitaminas antioxidantes A, C e E e com o selênio mineral. Alimentos que contêm alta concentração de enxofre, como alho e cebola, e comidas ricas em licopeno, como tomates e frutas vermelhas, também são boas fontes de antioxidantes.

Passo sete: ajudando o fígado

O FÍGADO É O filtro do corpo. Seu trabalho é neutralizar as toxinas antes que elas sejam processadas mais adiante pelos rins, pelos intestinos e pelos poros da pele. Todos precisamos colaborar com o fígado – sobretudo os portadores de SFC cujo corpo recentemente saudável está tentando enfrentar um acúmulo de toxinas. A proteína do soro de leite em pó e a N-acetilcisteína, que já fazem parte da sua dieta, estão ajudando nisso, mas você também deve tomar:

› Cardo-mariano (como orientado no rótulo – também conhecido como silibinina, ajuda a apoiar a função do fígado).

Tempo de recuperação

À MEDIDA QUE SEU corpo se recupera, provavelmente você sentirá um aumento nos sintomas. Porém, se continuar tomando a menor dose de cada produto (espaçando-as, se necessário, dependendo de como você se sentir), o desconforto será mínimo.

Este programa nutricional visa fortalecer e curar o corpo, promovendo a melhora dos sintomas e a recuperação. Mais uma vez, o método não é mágico e o processo de reabastecimento pode levar de vários meses a um ano, dependendo da gravidade da doença e de sua adesão ao programa. As fases de recuperação são semelhantes às da abordagem clínica, por isso recomendo que você consulte as orientações sobre recuperação nas p. 120-1.

NOTAS

1. MacIntyre, 1991; Shepherd, 1999.

2. Não existe no Brasil medicamento similar ao Oxy B15, suplemento nutricional com ginseng, coenzima 10, vitaminas C, B15 e E, além de outros componentes que dão "liga" à fórmula. É indicado para vegetarianos. [N. R. T.]

3. O Vitaflan não tem similar no Brasil. Trata-se de um suplemento composto de antioxidantes naturais indicado para vegetarianos e contraindicado para alérgicos a soja. [N. R. T.]

4. A fosfatidilserina é utilizada para melhorar a memória. Esse suplemento nutricional está disponível no Brasil e pode ser manipulado. [N. R. T.]

5. Mason Brown, s/d.

9 Desenvolvendo estratégias de enfrentamento

MESMO SENDO UMA DOENÇA FÍSICA, a SFC também é caracterizada por fatores psicológicos. Assim, enquanto os tratamentos clínico e nutricional descritos nos capítulos anteriores visam estabilizar o corpo e promover a cura física, as necessidades psicológicas – especialmente a capacidade de lidar com o estresse – também precisam ser levadas em conta. Quem não enfrenta os desencadeadores emocionais da doença e os estressores que a mantêm provavelmente só experimentará pequenas melhoras e possivelmente terá recaídas.

Com essa finalidade, elaborei a parte psicológica do Modelo Fusão. Trata-se de um programa terapêutico que fornece o suporte emocional necessário para aumentar o bem-estar. O programa é flexível e permite-nos compreender melhor os desafios enfrentados durante a recuperação e depois dela. A seguir, abordarei pontos básicos para aumentar sua motivação e o ajudarei a identificar e administrar os estressores de sua vida, para que você possa lidar melhor com eles. Porém, caso se sinta mal em qualquer momento ou vivencie dificuldades emocionais, contate imediatamente seu médico.

Terapia cognitivo-comportamental e SFC

NO CERNE DE MEU programa psicológico para a SFC está a terapia cognitivo-comportamental (TCC). Usado adequadamente, este método é bastante eficaz e pode aumentar muito a sensação de controle sobre sua saúde e sua vida. Porém, o problema com a

TCC na ortodoxia do tratamento atual da SFC é que ela não é usada da maneira correta.

Apresentando os "cinco grandes"

Em algumas terapias tradicionais, os psicólogos ajudam os pacientes a superar problemas auxiliando-os a identificar e compreender melhor a relação entre seus pensamentos e suas emoções. Para mim, porém, o caminho psicológico para o bem-estar passa por aprender como interagimos com o que chamo de "cinco grandes":

> Pensamentos.
> Emoções.
> Ambiente.
> Fisiologia.
> Comportamentos.

Cada um dos cinco grandes influencia a maneira como sentimos, pensamos e agimos. A fim de adquirir e manter uma visão saudável da vida, o primeiro passo é compreender a interligação entre esses diferentes fatores.

Emoções e pensamentos

Os portadores de SFC estão acostumados a emoções desagradáveis, geralmente terríveis. Falta de esperança. Desespero. Raiva. Culpa. Ansiedade. Todas elas estão de mãos dadas com uma doença crônica devastadora. Pior: os pensamentos tendem a abastecer o sofrimento secreto, que por sua vez potencializa o mau entendimento da situação. Em um processo que chamo espiral de pensamento, fica-se tão sobrecarregado pela magnitude de pensamentos negativos que mal se consegue agir. Tal processo, exaustivo não apenas emocional como psicologicamente, é piorado pelo fato de que, em muitos casos, os pensamentos negativos produzem fortes sensações físicas – o que em geral leva ao estresse e à produção de cortisol.

Ambiente e pensamentos

Não há dúvida de que o ambiente influencia quem somos. Isso inclui o ambiente físico (como o tipo de casa em que vivemos e nosso local de trabalho) e as pessoas à nossa volta – pais, professores, irmãos, amigos, companheiros, estranhos. Todos eles têm o poder de moldar nossa vida de vários modos, muitos dos quais podem permanecer subconscientes.

A maioria dos portadores de SFC vivencia o estresse como fator desencadeante da doença e como perpetuador de seus sintomas. Ou seja, pensamentos negativos, pressão, demandas constantes, tudo isso colabora para o curso da SFC. Analise os estressores ambientais que provocaram sua doença; você provavelmente pensou na época que tinha de seguir adiante a qualquer custo, fazendo malabarismo com várias bolas e rodando pratinhos infinitos, a despeito de quão exausto estivesse se sentindo. Talvez você não tenha sequer se dado conta de que seu estilo de vida era tão insalubre. Aprender a reconhecer as limitações é essencial para conquistar e manter a recuperação. Talvez você precise rever seu papel e suas crenças sobre sua imagem de "supermãe/superpai/chefe/cuidador/(a)".

Fisiologia e pensamentos

As irritações e os aborrecimentos da vida afetam a maneira como as pessoas se sentem fisicamente – o estômago parece embrulhado, a cabeça dói, a concentração falha. Na SFC, essa relação é ainda mais forte: quando não se tem força para funcionar direito, em geral não se consegue pensar com clareza. A disfunção cognitiva é um fator comum na SFC – a "névoa mental" (confusão, esquecimento, sensação de atrapalhamento) em particular. Analisar a ampla gama de sintomas da SFC que está dominando seu corpo vai fornecer pistas importantes, não só para ajudá-lo a administrar o estresse, mas também para melhorar seu nível de recuperação. Será preciso aprender a reconhecer quando está se esforçando demais para evitar uma recaída.

Comportamentos e pensamentos

Quando uma pessoa saudável vive uma pressão psicológica, ela nota mudanças nos seus padrões de comportamento. As que têm uma visão de mundo mais negativa ficarão na cama o dia todo e se recusarão a atender ao telefone. Outras, com ruminações cheias de raiva, descontarão nas pessoas que amam ou afogarão as mágoas na bebida para aliviar a ira. Na SFC, porém, os pensamentos conduzem os comportamentos. Talvez você se feche para o mundo porque é incapaz de atender às demandas sociais ou tem vergonha de sua situação. Você pode não se entregar de coração ao programa de tratamento em razão do sofrimento passado. Pode exigir demais de si mesmo apesar das limitações físicas, o que levará a uma inevitável recaída.

O exercício dos cinco grandes

SER CAPAZ DE ANALISAR pensamentos, emoções, ambiente, fisiologia e comportamentos vai ajudá-lo a desenvolver o vigor físico e psicológico. Por isso, comece a pensar em sua vida com relação aos cinco

VENCENDO A FADIGA CRÔNICA

grandes. Quanto mais familiarizado você estiver com esses elementos, mais os reconhecerá e fará ajustes fundamentais em sua vida.

No seguinte exercício, observe cada item e decida em que categoria – pensamento, emoção, ambiente, fisiologia ou comportamento – ele se encaixa (para colocá-lo no caminho certo, mencionei as respostas dos três primeiros):

1 Raiva (emoção).

2 No escritório (ambiente).

3 Discussão com parceiro (comportamento).

4 Dor de estômago.

5 Tomar um café com um amigo.

6 Entusiasmo.

7 Perambular pela estação de metrô.

8 Batimentos cardíacos.

9 Comigo só acontecem coisas ruins.

10 Minha sogra vem nos visitar.

11 Esperando uma entrevista de emprego.

12 Fúria.

13 Tontura.

14 Meu chefe sempre reclama do meu trabalho.

15 Tarde de domingo.

16 Alegria.

17 Espero que minha apresentação seja boa.

18 Adoração.

19 Expectativa de um encontro.

20 Fazer exercícios aeróbicos.

21 Ensinar música às crianças.

22 Dor de cabeça.

23 Mãos suadas.

24 Por que as pessoas sempre se aproveitam de mim?

25 Sofrimento.

26 Boca seca.

27 Nunca serei promovido.

28 Ressentimento.

29 Meus pais sempre gostaram mais de minha irmã.

30 Insônia.

31 Evitar um amigo depois de uma discussão.

32 Sair para uma longa caminhada.

33 A sociedade está obcecada pela juventude.

34 Apatia.

35 Beber álcool.

36 Fazer ioga.

37 Irritabilidade.

38 Bater o telefone na cara de alguém.

39 Fazer greve de silêncio com o parceiro.

40 Dedos latejando.

Como você se saiu?

Você vai encontrar as respostas no Apêndice B, p. 217. Se você se saiu bem, ótimo; se não, não se preocupe. Exercícios como este podem exigir prática porque você está treinando para olhar o mundo e seu papel nele de outra maneira. Não desista. Simplesmente treine-se. Por exemplo, em algum momento do dia, escolha um acontecimento ao acaso e relacione cada um dos cinco grandes com ele, independentemente da relevância que a situação específica possa ter. O que estava acontecendo? Que sintomas físicos, por menores que fossem, você notou? Que pensamentos lhe vieram à cabeça? E quanto às suas emoções? Como você se comportou em decorrência disso?

Como pensamentos "distorcidos" influenciam a saúde

No CENTRO DO SOFRIMENTO psicológico está o que é conhecido na TCC como "pensamento distorcido" ou raciocínio emocional. Quando as emoções aumentam e saem do controle, elas influenciam a maneira como pensamos, sentimos e nos comportamos, de modo que não ficamos mais calmos nem pensamos racionalmente. O segredo é aprender a reconhecer o pensamento falho, dar um passo atrás, observar a situação com isenção, avaliar nossas percepções sobre ela e, consequentemente, chegar a uma abordagem mais precisa do que está acontecendo. Aqui vão alguns dos exemplos mais comuns de pensamento distorcido – veja quantos deles você reconhece.

Pensamento em preto e branco

Essa distorção de pensamento acontece quando adotamos padrões de cognição polarizados do tipo "ou isso ou aquilo": algo é ou 100% correto ou totalmente errado. Se seus processos de pensamento automaticamente se voltam para palavras como "todos", "nunca", "sempre", "ninguém", "tudo" e "nada", você deve raciocinar em preto e branco.

No contexto da SFC, uma tendência para o pensamento em preto e branco pode se transformar em frases como "Sou completamente inútil agora que tenho SFC" ou "Não tenho nada a oferecer a minha família porque estou doente". Padrões destrutivos de pensamento como esses apenas nos derrubam e causam mais sofrimento. Sei tão bem quanto você que a SFC pode dominar seu corpo, sua vida, sua existência e reduzir até as pessoas mais saudáveis a meras sombras, mas ninguém fica "completamente inútil" –

todos temos algo a oferecer, mesmo com a capacidade reduzida. Você agora está no caminho para melhorar a saúde; portanto, quando esses pensamentos/medos aguilhoarem sua já abalada percepção de si mesmo, lembre-se de todas as coisas – até as menores – que você ainda é capaz de fazer mesmo doente. Rememore também os sinais de recuperação já experimentados.

Exaltação/minimização

Quando alguém tem SFC e de repente se vê diante do desafio do século ao preparar uma xícara de chá, sentimentos de angústia são compreensíveis. Porém, as pessoas costumam exaltar todos os "não consigo" e minimizam os sentimentos do "consigo". Quando tive SFC, lamentava não conseguir mais andar, enquanto antes eu me movia por todo lado. Foi um golpe duro. Há diversos "não consigo" e poucos "consigo". Entretanto, quando você começar a dizer "não", lembre-se de que agora está em um caminho melhor e de que essas proporções serão invertidas.

Personalização

Quando a SFC ataca, a vida muda além do que se pode imaginar. Muitos portadores têm de contar com outras pessoas para fazer as tarefas mais básicas, e isso é um golpe forte no ego. Culpa, frustração, medo de ser um fardo e autocensura são apenas algumas das formas negativas de personalização da doença.

Talvez você se ressinta porque os outros não o ajudam o bastante ou não reconhecem seu desespero; talvez você os culpe por terem jogado tanta responsabilidade em seus ombros a ponto de seu corpo ter adoecido. Porém, culpar a si mesmo ou aos outros não só não ajuda como é errado. Ninguém deve ser culpado pela SFC. Às vezes, por qualquer motivo, "acontece". E, por mais que você não possa mudar o passado, você está dando passos para melhorar a saúde e recuperar a qualidade de vida. Você está no comando. Então, se não quer personalizar, não se coloque como vítima passiva, mas como participante ativo na condução da própria saúde.

Conclusões precipitadas

Muitas pessoas reagem irracionalmente a situações, em especial quando já estão agitadas, tirando conclusões mesmo diante de evidências limitadas. Com a SFC, essa tendência é realmente comum. A esperança costuma ter tantos altos e baixos – sobretudo no que se refere a progresso, recuperação ou novo tratamento – que o paciente quase sempre duvida que qualquer coisa vá funcionar, tornando-se quase temeroso de tentar. Ele diz a si mesmo que não vê sentido em tentar nada novo e procura evidências, mesmo que limitadas, para comprovar que está certo. Compreendo a necessidade de se proteger e evitar novos fracassos e decepções. Porém, é importante aprender a avaliar as provas que surgem. Apenas quando você puder fazer isso será capaz de ter mais confiança nas conclusões que tira.

Catastrofização

Este é o contexto do "Meu mundo caiu/Eu te disse": "Não importa o que faça, acabo sofrendo", "Não tem por que tentar", "Nunca nada funciona". Na SFC, costuma haver um histórico de decepção e falsos recomeços, e descobri que a catastrofização geralmente acontece no rastro de uma recaída. É uma estratégia de defesa do ego criada para proteger a pessoa de mais dor e sofrimento – não queremos ver nossas esperanças aumentarem para em seguida observá-las desmoronar.

A chave para superar a catastrofização é planejar. Aceite que até pessoas saudáveis ficam doentes; se você piorar com uma gripe ou resfriado forte, avalie quanto tempo normalmente leva para se recuperar e lembre-se disso no futuro. Também se lembre de que as dores, aflições e fadiga são sinais saudáveis de que um sistema imunológico eficiente está fazendo seu trabalho.

Características do pensamento distorcido

PARA SER FISICAMENTE SAUDÁVEL é preciso ser psicologicamente forte. Aprender a identificar padrões negativos de pensamento ou pensamentos distorcidos é crucial para a cura, porque permite aliviar o estresse e gera motivação. Esse processo exige muita prática, pois demanda processos profundamente enraizados na mente.

O pensamento distorcido tende a ser:

> **Automático.** Você não precisa avaliar as situações conscientemente ou focá-las; elas costumam surgir do nada. Talvez você não esteja consciente de pensamentos precisos. Eles podem afetá-lo inconscientemente, produzindo uma sensação de desconforto ou ansiedade.

> **Uma imagem distorcida da situação.** E, dessa forma, nem sempre é realista. Isso acontece porque suas crenças automáticas tendem a estar mescladas com seus sentimentos, levando à escalada de pensamentos (veja as p. 140-1); assim, antes de se dar conta, você já imaginou o pior e tirou todo tipo de conclusão ansiosa sem qualquer prova.

> **Provável.** Em outras palavras, você aceita tudo como verdade, sem questionar. Lembre-se, um pensamento não é um fato, e

é por isso que você precisa avaliar suas crenças, independentemente de quão válidas e conclusivas elas possam parecer.

> **Tenaz.** Tende a persistir e precisa ser constantemente avaliado e confrontado.

> **Enraizado em nossa psique a menos que seja confrontado.** Você aceita tudo como fato mesmo quando não há base, e isso passa a fazer parte de sua visão de mundo.

O pensamento distorcido é forte e exerce uma grande influência. Identificá-lo permite a você desafiá-lo e chegar a uma avaliação mais equilibrada e racional e menos dominada pela ansiedade.

FATORES-CHAVE DA SFC: RECONHECER O QUE VOCÊ VAI ENFRENTAR

Muitos portadores de SFC me perguntam qual a diferença entre pensamentos úteis e inúteis, já que a doença é dominada por uma boa quantidade de negatividade genuína. Diferentemente de vários especialistas em SFC, acredito que a doença é real, provocada por fatores biológicos e psicológicos e amplamente incapacitante. Além disso, creio ser possível recuperar-se completamente do distúrbio com o Modelo Fusão. Isso significa observar sua saúde de todos os ângulos, *inclusive* do negativo. A esse respeito, com frequência entro em conflito com outros terapeutas que querem focar exclusivamente no positivo. Do meu ponto de vista, descartar o aspecto negativo é comparável tanto com o pensamento "mágico" (fingir que a situação é diferente) quanto com a negação (fingir que a situação não existe). Por isso, antes de bloquear quaisquer padrões de pensamento insalubres e inúteis, acho importante observar alguns fatos:

> A SFC é biológica, com componentes psicológicos que a desencadeiam e a mantêm.

> A SFC é real; não é imaginária.

- A SFC não é simplesmente um sintoma de depressão, um pedido de compaixão e atenção ou uma tentativa de se isolar da sociedade.

- Segundo alguns médicos e psicólogos, ainda não existe base biológica para o distúrbio.

- A indiferença pode acometer amigos, parentes, chefes e profissionais de saúde, que geralmente também cultivam preconceitos sobre a legitimidade da doença.

- Quando você está cansado, precisa descansar, não se forçar além da barreira da dor.

- Você agora está em processo de recuperação; não é mais uma vítima da SFC, mas alguém que está trabalhando para superar um distúrbio sério e recobrar sua vida.

- A SFC é uma doença de recaídas e remissões. Em algum momento, mesmo depois de um período prolongado de bem-estar, você pode sofrer uma recidiva. Isso é desapontador, mas você deve reiniciar o programa e observar longa e profundamente as possíveis razões da sua recaída. Você está indo além de seus limites? Está submetido ao estresse?

- Vírus, doenças, traumas emocionais acometem pessoas saudáveis, portanto podem acometê-lo também, durante a recuperação e depois dela.

- Você tem mais controle sobre a doença e sobre sua vida agora que aderiu a este tratamento. Não é mais uma vítima passiva presa a uma rotina de doença, dor e sofrimento. Existem mecanismos e meios com os quais se reabilitar.

- Lembre-se de que, enquanto seu corpo se recupera, você provavelmente se sentirá mais cansado e sensível. Isso é normal – apesar de desagradável. Alguns pacientes vivenciam sintomas leves, enquanto outros (inclusive eu) experimentam uma intensificação súbita deles. Quando seu corpo se recuperar, seus níveis de energia aumentarão e você se sentirá totalmente revitalizado.

- A vida lhe impôs um obstáculo dos grandes quando você contraiu SFC. Porém, você se tornará uma pessoa mais forte e capaz em consequência dela. Sejamos realistas: essa doença não é para pessoas fracas!

Identificando pensamentos distorcidos automáticos

Esta seção vai ajudá-lo a identificar as situações e circunstâncias que levam ao desenvolvimento de pensamentos distorcidos.

Toda vez que você tiver uma reação emocional forte a um fato ou lembrança, quer ele surja do nada, quer esteja ligado a um momento específico, esta é uma boa indicação de pensamento negativo ou distorcido automático. Use suas reações emocionais para identificar as crenças que o tolhem e podem causar estresse. Recomendo que você as anote e classifique por intensidade, numa escala de zero a 100 (zero é a menos e 100 é a mais grave). Você pode manter um diário ou bloco de anotações à mão com o seguinte modelo:

Dia/hora	Situação	Sensações físicas e emocionais (e classificação)	Pensamentos negativos (e classificação)	Visão equilibrada

Contexto dos pensamentos automáticos

Nas primeiras duas colunas do lado esquerdo, escreva a data e o horário da situação desencadeadora, momentos antes de ter sentido uma emoção perturbadora ou mudança de humor. Por exemplo, seu irmão pode ter ligado e dito que você já está doente há muito tempo, que já é hora de sair dessa.

Sensações físicas e emocionais

Seus sintomas físicos podem incluir aperto no estômago, pulso disparado, tontura ou fraqueza geral. Entre as emoções que podem surgir estão raiva, desesperança, tristeza ou culpa. Registre as sensações fortes que a situação evocou e classifique-as entre zero e 100.

Anote os pensamentos negativos

Nossos pensamentos negativos automáticos costumam ser, por definição, subconscientes e, além disso, nem sempre facilmente identificáveis. Essa tarefa exigirá alguma perseverança, mas não desista; você se tornará hábil nisso no final. Alguns candidatos óbvios podem ser: "Gostaria que minha família compreendesse que estou doente de verdade", "Ninguém me apoia", "Não tenho valor porque não consigo viver segundo as expectativas das pessoas que amo". Registre e classifique seus pensamentos negativos entre zero e 100.

A visão equilibrada

Na coluna final, confronte esses pensamentos negativos avaliando sua validade e precisão. Para isso, primeiro examine a "qualidade" da evidência que o fez chegar a essa conclusão, fazendo as seguintes perguntas:

> Que experiências eu tenho para demonstrar que esse pensamento não é 100% verdadeiro?

> Se um parente ou amigo tivesse essa visão em particular, o que eu diria a eles?

> Estou carregando nas costas a culpa por algo que não é totalmente erro meu ou uma situação sobre a qual não tenho controle?

> Estou tirando conclusões precipitadas sem examinar suficientemente as evidências?

VENCENDO A FADIGA CRÔNICA

> Estou focando demais em minhas fraquezas?
> Estou ignorando meus pontos fortes?
> Estou me esforçando demais?
> Estou tentando conseguir aprovação de alguém que amo e admiro?
> Se um colega, amigo ou membro da família soubesse que tenho essas preocupações, que evidências eles proporiam para contradizer minhas crenças?
> Se esse pensamento fosse verdadeiro, qual seria a pior das hipóteses?
> Estou impaciente ou frustrado por minha falta de progresso?
> Em um período de cinco anos, eu seria capaz de olhar para essa situação de forma diferente?
> Quando tive uma preocupação ou contratempo como esse antes de ter SFC, o que fiz para melhorar a situação?
> Desejo que a situação seja diferente quando não tenho poder para mudá-la?
> Minha expectativa de mim mesmo e dos outros é pouco realista?
> Que outras explicações poderia haver para minha situação?
> Estou fazendo uma tempestade em copo d'água?

Perguntas como essas realmente ajudam a confrontar os pensamentos distorcidos e a manter a calma. Estresse e emoções fortes, negativas, são os inimigos da SFC; portanto, quanto mais você pratica propondo esses desafios, mais saudável física e emocionalmente você se torna.

Adotando uma visão mais racional

Só o fato de anotar seus padrões de pensamento já é terapêutico, pois você precisa articular as preocupações sombrias e os medos que o têm perturbado. Agora é hora de criar explicações alternativas e comprovadas para sua situação. As conclusões a que você chegou serão baseadas nas questões que acabamos de analisar para confrontar os pensamentos incapacitantes. Aqui estão alguns exemplos:

VISÃO DISTORCIDA	VISÃO REALISTA
Minha família não entende que estou realmente doente.	Minha família pode não entender o que está havendo, mas tenho amigos com SFC que compreendem. Meu novo médico também me dá apoio. Tenho conseguido recorrer a eles em busca de ajuda.
Ninguém me dá apoio.	Na verdade, meus pais têm sido muito generosos em questões de dinheiro. Um velho amigo veio me visitar e se ofereceu para me fazer compras. Realmente tenho pessoas com quem contar.
Não valho nada porque tenho dificuldade de lidar com a situação.	Ter uma doença grave não significa que sou inferior. Não pedi que isso acontecesse. A culpa não é minha.

Agora pegue um exemplo da sua vivência e confronte-o a fim de adotar uma visão mais racional. Use o quadro anterior como modelo.

Mais dicas para detectar o pensamento distorcido

> Cuidado com "precisar", "ter de" ou "dever"; esses são bons indicadores de pensamento que não ajuda ou argumentação

distorcida. Por exemplo: "Eu deveria estar melhor agora"; "Eu preciso ajudar mais meu sócio"; "Eu devo ser um inválido de verdade, por ter voltado a morar com minha mãe".

> Não espere identificar todo tipo de estratégia de argumentação distorcida. Você pode descobrir que um tema comum predomina em seu diário. Talvez você tire conclusões apressadas com regularidade, diminua suas realizações ou se defina pela doença. Quanto mais você tiver consciência de suas estratégias de pensamento, melhor. Lembre-se apenas de que cada um é diferente.

> Nem sempre é fácil ou óbvio encontrar provas para contradizer os pensamentos preocupantes. Se você se vir empacado, deixe o exercício de lado por um tempo e volte a ele mais tarde. Às vezes, quando nos pressionamos para fazer algo, ficamos bloqueados cognitivamente.

> Escreva todos esses desafios aos pensamentos em seu diário. Em algum momento, esse processo se tornará natural. Quanto mais claramente você registrar suas aflições e inquietudes e os confrontos a eles, mais poderá revisitá-los à medida que se recupera. Você será capaz de mensurar não só sua recuperação física como a psicológica.

Sempre lembre a si mesmo de como você tem lidado bem com a SFC. Certas pessoas podem não entender o nível de sofrimento envolvido, mas isso não significa que ele não exista ou não seja real. Você passou pelas batalhas e isso exige verdadeira força interior. Diga a si mesmo, várias vezes por dia, como você é maravilhoso por ter enfrentado por tanto tempo um distúrbio tão devastador e debilitante.

MARGUERITE

Uma das coisas que realmente ajudaram em minha recuperação foi aprender a lidar com pensamentos ansiosos. A SFC destruiu meu mundo e eu fiquei apavorada por muito tempo. Mas me treinei para, no início, focar somente nos pequenos sinais de recuperação. Normalmente, eu deixaria passar o bom e focaria apenas no ruim. A ruptura veio quando reconheci até os menores passos no sentido da recuperação.

JULIA

Tive esquecimentos por um longo tempo, e essa dificuldade me pressionava demais. Aprendi a confrontar os pensamentos negativos, a parar de me autoflagelar e a não me responsabilizar por uma doença que não era culpa minha.

10 Formulando crenças fortalecedoras

Conforme você se recupera da SFC, suas visões sobre si mesmo, os outros, o mundo e as enormes oportunidades que estão à sua espera mudarão imensamente. Isso porque você está passando de paciente incapacitado com SFC para paciente em recuperação, até deixar de ser paciente. Cada um desses estágios influencia seu sistema de crenças e desafia sua identidade e autopercepção.

Muitos portadores de SFC sofrem um baque enorme logo que são atacados pela doença, e a maior parte da vida – se não toda ela – se torna indesejada, estranha, território da doença, não só por causa da debilitação física recém-descoberta como pelo impacto psicológico de se tornar membros disfuncionais da sociedade. Não há preparação possível para isso, e fico surpresa com a maneira como tantas pessoas com SFC conseguem enfrentar tamanha dificuldade. Porém, devido a sugestões frequentes de que a doença é psicossomática, de que seu nível de cansaço não é comum ou de que seus portadores são simplesmente preguiçosos, elas nunca se dão conta disso sozinhas.

Depois de um tempo, fica difícil não absorver toda essa negatividade e incorporá-la a suas crenças. Mas não deixe essas atitudes negativas tingir sua autoimagem. Você pode ter tido azar em adquirir SFC, mas está fazendo o melhor que pode ao lidar com algo tão extremo que por vezes está além da compreensão humana. Isso exige uma força interior extraordinária. Você não é uma vítima, mas um sobrevivente – mesmo que, a essas alturas, tenha dificuldade de pentear o cabelo, escovar os dentes ou dar mais do que dois ou três passos.

Com o Modelo Fusão, você aprendeu a identificar e questionar os pensamentos distorcidos que lhe provocaram sofrimento psicológico ao longo de sua doença (veja o capítulo anterior). Sua próxima tarefa é formular um sistema de crenças que lhe dê apoio e o motive. Ao fazer a transição de portador de SFC a convalescente e daí até uma pessoa saudável ou mais saudável, é necessário desenvolver crenças novas, úteis e construtivas sobre si mesmo enquanto avança estágio por estágio.

Não importa se suas crenças estão desgastadas: elas podem ser modificadas e substituídas por atitudes construtivas e inspiradas que estimulem a confiança e funcionem a seu favor, nutrindo e recuperando seu corpo. Lembre-se, só porque você tem crenças limitantes isso não as torna verdadeiras. Um pensamento não é automaticamente um fato.

Nota: se algum dos exercícios a seguir trouxer à tona informações inquietantes ou pesarosas, contate seu terapeuta ou grupo de apoio. Às vezes, porém, antes de chegarmos a atitudes saudáveis, realmente temos de explorar as muito ruins. Por mais doloroso que seja (geralmente é apenas perturbador), o processo é, no final, fortalecedor. Você está emergindo do casulo.

Alterando as crenças negativas

Este é um exercício que uso com meus pacientes. É uma ótima forma de extravasar seus pensamentos e atitudes mais profundos, pois permite explorar os cantos mais remotos de seu subconsciente.

Passo um: acessando o subconsciente

Acessar o subconsciente – ou os pensamentos logo abaixo do que é consciente – é o primeiro passo para identificar atitudes profundamente arraigadas.

Uma vez que o subconsciente não é fácil de penetrar – apesar de se tornar mais fácil com a prática –, o *brainstorming* é uma ferramenta muito útil como primeiro passo. Então, neste momento, eu gostaria que você pegasse uma folha grande de papel e escrevesse no meio, em letras grandes: "Minhas atitudes como portador de SFC".

Em seguida, programe um cronômetro para dez minutos. Durante esse tempo, escreva todas as suas crenças, percepções, sensações (tanto físicas como emocionais) e outras impressões sobre suas experiências como portador de SFC. Essas crenças não precisam se limitar apenas a suas visões de si mesmo. Você pode também incluir suas experiências com médicos, amigos, entes queridos, chefes, filhos e muitos outros que interagiram com você como paciente de SFC. Escreva tudo: o que foi bom, ruim, divertido, depressivo, inútil, doloroso, inspirador. Não importa o que vier à sua cabeça, escreva.

Use os dez minutos reservados. Mesmo que fique sem ideias depois de cinco ou seis minutos, mantenha o exercício. (Seu subconsciente vai continuar processando esse exercício de *brainstorming* mesmo quando ele terminar, então não se surpreenda se surgirem mais respostas depois. Acrescente-as à sua lista.)

Tente não escrever suas crenças e atitudes emergentes de modo organizado – concentre-se no caos criativo. O subconsciente não é lógico, mas desordenado, e se comunica por meio de metáforas. Tente escrever em maiúsculo, usando canetas coloridas e vários estilos de letra (tudo isso ajuda a acessar o subconsciente), e preencha a folha toda.

Passo dois: revendo suas crenças

Assim que os dez minutos terminarem, reveja suas crenças e risque aquelas que realmente não parecem verdadeiras. Algumas ressoarão mais em você do que outras, e refletirão com mais exatidão suas verdadeiras crenças interiores.

Em seguida, divida as crenças positivas e negativas em dois grupos. Em cada categoria, liste-as em ordem crescente na folha, o que lhe permitirá ficar mais concentrado. Aqui, podemos ser organizados.

Sua coluna positiva pode incluir:

> "Posso estar debilitado, mas só peço ajuda se realmente preciso."
> "Sempre me lembro de perguntar a meus amigos como eles estão e demonstro interesse no que estão fazendo."
> "Consigo me entreter e suportar longas horas de solidão por conta própria."
> "Consigo viver com um orçamento financeiro muito limitado."
> "Mantenho contato com o grupo de apoio local, compartilho informações e ofereço ajuda."
> "Agradeço às pessoas que se importam comigo e demonstro meu reconhecimento pela ajuda delas."
> "Sou responsável por minha doença e faço o melhor que posso para enfrentá-la."
> "Sou mais do que um portador de SFC. Sou um ser humano completo."
> "Mereço estar bem."

As afirmações na coluna negativa podem ser parecidas com as seguintes:

- > "Sinto-me um fardo para as pessoas que amo."
- > "Meu médico me trata como se eu fosse um idiota."
- > "Minha mãe fica me dizendo que eu poderia fazer mais se eu quisesse, que sou uma pessoa negativa."
- > "Nunca vou melhorar."
- > "Não mereço estar doente assim."
- > "Nunca vou conseguir recuperar meu emprego."
- > "Estou lutando para enfrentar todo esse sofrimento."
- > "Sempre serei um inválido."
- > "Sinto-me um fracasso como ser humano por ter me permitido ficar doente."
- > "A SFC é intratável."
- > "As pessoas acham que sou chato."
- > "Sou completamente inútil como ser humano."
- > "Sou incapaz como mãe e esposa."
- > "Tenho inveja das pessoas saudáveis."

Agora vem o aspecto de controle de qualidade deste exercício. Coloque as crenças positivas em um arquivo e consulte-as com frequência. Depois, observe a lista de afirmações negativas e elimine as que menos refletem suas crenças sobre você e a SFC. Escolha as que realmente o atingem com força – as mais agudas. Mantenha quantas afirmações quiser, mas em geral as pessoas acham mais fácil trabalhar com três a cinco delas.

Passo três: promovendo crenças saudáveis

Agora vamos trabalhar com três a cinco das crenças que você identificou anteriormente (mais tarde você pode escolher quantas quiser).

Em outra folha de papel, trace uma linha no meio, de cima a baixo. Do lado esquerdo, escreva em letras grandes: "Crenças limitantes". Abaixo desse cabeçalho, liste as atitudes negativas que selecionou. Do lado direito da página, escreva as palavras, mais uma vez em letras grandes: "Crenças libertadoras". O objetivo desta tarefa é ajudá-lo a começar o processo de superação dessas percepções negativas e transformá-las em mensagens saudáveis, construtivas e fortalecedoras.

Vamos dizer que em sua coluna de "Crenças limitantes" você tenha registrado, por exemplo, "Nunca vou melhorar". Vá agora para a coluna de "Crenças libertadoras" e escreva uma nova atitude afirmadora, como "Este é um programa clínico e psicológico que foi criado especificamente para tratar meu problema". Da mesma forma, mude "Sou completamente inútil como ser humano" para "Ser paciente não me torna inútil. Ainda sou um ser humano digno de amor, compaixão e respeito".

DICAS PARA TRANSFORMAR SUAS CRENÇAS

Ao transformar suas visões antigas, superadas e inúteis sobre seu estado como paciente, é importante ter em mente alguns pontos-chave:

> › Tente usar uma linguagem semelhante tanto nas crenças limitantes como nas libertadoras. Assim, "Eu nunca vou me recuperar" se torna "... trabalhando para ajudar a me recuperar" e "SFC é intratável" vira "Este programa foi criado especificamente para tratar meu problema".

> › Na sua coluna de crenças libertadoras, sempre empregue a linguagem positiva – então, nada de palavras negativas. Isso porque estamos visando atingir o subconsciente, e essa parte do cérebro reage melhor à linguagem positiva.

> › O subconsciente reage melhor a palavras simples e frases diretas; não há necessidade de escrever sentenças perfeitas gramaticalmente ou complexas. Então, "Nunca vou recuperar meu emprego" se torna "Meu trabalho agora é me recuperar da SFC. Assim que eu me sentir bem, então e só então poderei retomar a carreira".

Certifique-se de registrar todas as novas crenças libertadoras na coluna da direita, diretamente oposta às suas visões antigas, obsoletas e limitantes. Depois que tiver passado por todas as crenças limitantes e as transformado em crenças novas e saudáveis, pegue uma caneta e rabisque todas as antigas crenças limitantes. É importante que você realmente faça isso, pois reforça sua transformação.

Passo quatro: o poder da metáfora

Ao trabalhar com o subconsciente, a lógica não se aplica; ela simplesmente não funciona. Ao contrário, o subconsciente tende a se comunicar conosco usando imagens. Por isso as metáforas são usadas na terapia o tempo todo para garantir que as novas crenças libertadoras penetrem em seu subconsciente, substituindo as antigas imagens pelas novas.

Para trabalhar esta parte do exercício, encontre um local silencioso onde não seja perturbado por cerca de 20 minutos. Agora, dê uma olhada na passagem a seguir, que ilustra sua metáfora em ação. Recomendo a você gravar o texto e ouvi-lo de novo sentado confortavelmente em um local tranquilo; isso facilita o processo (ao gravar a passagem, certifique-se de falar lentamente, fazendo pausas e usando um tom suave e relaxante):

Gostaria que você se sentasse confortavelmente em uma cadeira com os olhos fechados, pés um pouco afastados e mãos relaxadas e apoiadas sobre as coxas. Mesmo com os olhos fechados, mantenha a cabeça para a frente, para não cansar o pescoço. (Você pode, é claro, fazer o exercício deitado.)

Inspire profundamente pelo nariz e solte pela boca, quatro vezes. Muito lenta e relaxadamente. Inspire profunda e igualmente.

Agora, concentre-se em seus pés e visualize-os. Sem abrir os olhos, assim que conseguir retratá-los, contraia fisicamente todos os músculos dos pés e visualize-se fazendo isso. Mantenha-os contraídos por cerca de cinco segundos e então lentamente relaxe-os. Observe-se com o olho da mente enquanto relaxa.

Depois, concentre-se em suas panturrilhas. Imagine-as com seu olhar interno e fisicamente contraia esses músculos por cerca de cinco segundos, visualizando-se ao fazer isso. Agora deixe os músculos relaxar. Deixe toda a tensão derreter, desvanecer, visualizando suas panturrilhas enquanto faz isso.

Respire com facilidade e simplesmente relaxe. Agora se concentre nos músculos da coxa. Imagine-se tensionando esses músculos. Contraia-os com força por cerca de cinco segundos. Então relaxe. Deixe todo o estresse e tensão apenas sumir. Deslize. Flutue. Respire com facilidade e apenas relaxe.

Em seguida, suba para o tronco. Concentre todos os pensamentos nessa parte do corpo enquanto tensiona com muita força os músculos. Depois de cinco segundos, relaxe e deixe todo o estresse simplesmente esvair para longe.

Agora suba para os ombros e o pescoço. Contraia-os com força, observando-se mentalmente. Quando se passarem cinco segundos, relaxe. Apenas relaxe e fique quieto por alguns segundos, respirando de maneira tranquila.

Agora vamos nos concentrar em seus braços e mãos. Primeiro contraia a parte de cima dos braços, depois os antebraços e então as mãos e os dedos. Contraia-os com força, cerrando os punhos, visualizando-se enquanto faz isso. Depois de cinco segundos, relaxe os punhos, os antebraços, os braços e deixe a tensão fluir, observando-se com seu olho mental.

Uma vez que você está relaxado, visualize-se ao ar livre – em uma floresta, numa praia ou num lindo jardim – a escolha é sua. Você se sente muito seguro e protegido. É seu lugar especial. Você se sente confortável e em paz aqui, muito bem consigo mesmo e com o mundo à sua volta. Você nunca se sentiu mais relaxado, calmo e sereno.

Conforme se deleita na paz desse ambiente tranquilo, concentre o olho da mente na cena à sua frente. Concentre-se no que vê, nos aromas ao seu redor, na calidez do sol em suas costas e no frescor da brisa mansa e suave em seu rosto. Você está em paz absoluta. Você está mais relaxado do que jamais pensou ser possível.

Agora é hora de uma viagem instigante. Ainda se concentrando na paz e na calma, bem como nos sons, visões e aromas dos arredores, comece sua jornada e perceba que ali em cima há um pequeno chalé do qual pode se aproximar sem problema. É um local seguro. É um bom lugar. Apenas coisas boas acontecem com você ali. Na verdade, a casa é tão charmosa e acolhedora que você está ansioso para ver o que há lá dentro. Você se apressa pelo caminho até a porta da frente, sentindo a terra sob seus pés. Há uma grande porta vermelha com uma grande aldrava de latão bem no meio. Você levanta a aldrava para anunciar sua chegada, mas a porta se abre sozinha. A atmosfera é calma, pacífica. Você se sente imediatamente em casa e entra no chalé seguro e relaxado.

Lá dentro, no centro da sala, você nota uma mesa de madeira. Caminhe até ela. Há um grande livro de couro sobre ela e uma caneta dourada bem ao lado do livro. Na capa do livro, escritas em letras douradas, você vê as palavras: "Minhas crenças". Vá até o livro, pegue-o e vire a primeira página. Perceba o toque suave da capa macia de couro ao segurá-la com as mãos.

Ao focar toda a sua atenção nessa página, você de repente se dá conta de que as antigas crenças limitantes sobre sua doença estão escritas ali. Mentalmente, pegue a caneta que está perto do livro e risque todas essas crenças antigas. Rabisque tão forte e com tanto vigor que a página fique coberta de tinta, a ponto de você não conseguir distinguir mais quaisquer palavras ou letras. Assim que fizer isso, quero que se veja rasgando a página, claramente imaginando-se enquanto segura o livro, rasga a página e a pica em pedacinhos.

Parado ali, segurando os pedaços amassados de papel, você de repente percebe que a lareira no canto da sala está acesa. Imagine-se caminhando até o fogo e jogando esses pedaços de papel nas chamas brilhantes. Fique ali por alguns instantes e assista aos pedaços se dissolvendo nas brasas ardentes enquanto finalmente desaparecem nas cinzas.

Agora você pode se voltar para o livro. Mais uma vez, pegue a caneta e, no alto de uma página em branco, escreva as palavras "Novas crenças libertadoras". Imagine-se fazendo isso, concentrando-se e gastando um tempo em cada letra, em cada palavra. Então, imagine-se escrevendo todas as suas novas crenças sobre sua volta à saúde. Escreva-as lentamente e com cuidado. Pense sobre cada uma dessas novas crenças. Pense em como é sua vida agora que você tem novas crenças em relação à sua recuperação da SFC. Pense que está se tornando muito mais saudável e como sua vida é bem mais recompensadora agora. Foque na sensação de libertação, boa saúde, alegria, confiança, realização e em como a vida vai se tornar muito melhor, agora que suas velhas crenças estão consignadas às cinzas da lareira. Amplie e fortaleça esses sentimentos maravilhosos. Sinta a força desse gesto. Concentre-se em seu novo eu, o eu pronto para ser usado.

Agora dê meia-volta e deixe o pequeno chalé. Visualize-se enquanto caminha até a porta. O sol está brilhando forte. As flores estão especialmente cheirosas. Suas sensações de paz e bem-estar são maiores do que você jamais pensou ser possível. Aprecie esses momentos enlevados. Você está sereno. Poderoso. Cheio de saúde. Aproveite por alguns instantes.

Quando estiver pronto, abra os olhos suavemente. Permaneça sentado por alguns momentos, então levante-se da cadeira devagar e com cuidado.

Esse exercício vai ajudá-lo a reforçar suas novas crenças sobre bem-estar, mas é apenas o primeiro passo. O subconsciente precisa ser lembrado várias vezes de suas novas crenças, até que a mensagem seja interiorizada para sempre. Tente fazer o exercício todo dia para tornar suas novas crenças libertadoras prontamente acessíveis.

Rumo a uma existência mais saudável

À MEDIDA QUE SEU corpo se recupera, talvez você experimente um aumento do cansaço e outros sintomas "como de gripe", conforme já discutimos. Porém, ainda que você esteja preparado, tais sintomas podem parecer enervantes e reativar seus padrões de crença antigos, calcados na incapacidade e no medo. Além disso, novas crenças limitantes podem surgir, provocando estresse e recaídas desnecessários – preocupações com relacionamentos, problemas financeiros ou perspectivas de carreira, por exemplo.

Para abordar essas questões de frente, eu gostaria que você repetisse o exercício e seguisse os mesmos passos dados até aqui. A única diferença agora é que você estará focando nas crenças específicas que desestabilizam suas atitudes sobre recuperação. Algumas delas podem ser: "Sinto-me pior, então devo estar piorando", ou "O processo de recuperação está demorando muito", ou "Meu corpo ainda está tão fraco, nunca vou melhorar". Conforme você faz um *brainstorming*, procure pensar em várias crenças positivas, como: "Estou melhorando", ou "Meu corpo agora está se curando", ou "Agora estou conseguindo minha vida de volta".

Sem dúvida, o processo de recuperação da SFC pode ser longo. Porém, é preciso levar em conta o tempo que seu organismo demorou para criar as condições necessárias para desenvolver a doença – digamos, anos de estresse, seguidos de uma infecção viral séria e a tendência a continuar adiante, não importava como. Repense o tempo que esteve doente, diretamente proporcional ao tempo necessário para a cura. Além disso, as circunstâncias de cada um são diferentes, portanto não espere recuperar-

-se no mesmo ritmo que os outros. E lembre-se de que a cada dia você fica mais próximo de recuperar a saúde. Não importa a duração do processo: deixe suas novas crenças libertadoras refletir essa realidade, demore o tempo que for.

MARGUERITE

A SFC me fez sentir muito mal comigo mesma. Sentia-me completamente inútil e culpada, vivia incapacitada e tive de contar com os outros para quase tudo. O que me libertou foi aceitar que eu não tinha culpa, que eu não estava apenas sendo negativa ou inútil. Ao transformar minhas crenças, comecei a me ver menos como vítima.

JULIA

Eu nunca tinha refletido sobre a psicologia da SFC, apenas acreditava que era uma doença física porque me sentia sempre cansada. Nunca conseguia me lembrar de nada. Nomes de amigos, meu endereço. Eu não notara até que ponto tinha me tornado prisioneira e como minha vida era limitada. Quando se tem SFC, já é uma batalha atravessar o dia e sobreviver. Logo que comecei a ver a mim mesma como sobrevivente e perceber tudo que eu tinha enfrentado, percebi que poderia conquistar alguma coisa.

PARTE III

RECUPERANDO-SE DA SFC: ADMINISTRANDO SEU ESTILO DE VIDA

11 Lidando com o estresse

SE VOCÊ TEM SFC, o estresse é seu grande inimigo, e lidar efetivamente com os estressores da vida é fundamental. Uma boa medida do seu nível de estresse é a maneira como responde a certas perguntas. Por exemplo, ao olhar para sua vida, você diz: "Eu posso e quero" ou o oposto, "Eu não posso e não quero"? Obviamente, a primeira frase indica um estilo de vida saudável no qual você está à frente das coisas. Mas, se você tende a se identificar com a segunda, está na zona de perigo do estresse e precisa de ajuda imediata.

Desestressando o corpo

SEMPRE QUE ESTAMOS ESTRESSADOS, uma grande quantidade de sintomas – tanto psicológicos como físicos – aparece, muitos dos quais são prejudiciais à saúde. Entre eles estão sentimentos de irritação e ansiedade, preocupação, dores de cabeça, suor na palma das mãos e insônia. Embora algumas pessoas consigam tolerar mais pressão que outras (uma alta carga alostática – veja as p. 78-9), todas podem se beneficiar de um processo de redução do estresse. E, é claro, quando se tem SFC, combater as tensões é essencial. Quer você esteja sentindo o estresse ativamente ou não, é sempre melhor desenvolver o hábito de fazer exercícios de relaxamento.

Exercícios de relaxamento

Exercícios de relaxamento são um método extremamente eficaz de reduzir o estresse e, quanto mais tempo você dedicar a eles, mais sentirá seus benefícios ao longo do dia. A chave aqui é a consistência. No início, pratique-os diariamente e mais tarde, se quiser, faça apenas três vezes por semana. Para maximizar os benefícios, incorpore os exercícios em sua rotina diária, assim como o hábito de escovar os dentes. Exercícios como o seguinte também constituem uma distração para ajudá-lo a passar o tempo durante a recuperação.

Muitos pacientes gostam de gravar o exercício a seguir, pois assim podem seguir as instruções mais facilmente. Esta é a melhor maneira. Mas não se apresse; faça pausas regulares, para que seu corpo e mente possam reagir. Eis aqui do que você vai precisar:

1   Encontre um local silencioso, no qual permaneça sem ser incomodado por pelo menos 20 minutos: certifique-se de que a sala seja arejada, evitando um ambiente abafado. Feche as cortinas ou persianas, para que a sala não fique clara demais, e não se esqueça de desligar o celular. Seu objetivo é criar um ambiente confortável e relaxante. Algumas pessoas gostam de sentar-se em uma cadeira (verifique se sua cabeça e seu pescoço estão apoiados). Outras preferem deitar-se na cama. Comece onde se sentir mais confortável e lembre-se de usar roupas folgadas, que não prendam o movimento. Mantenha as mãos soltas ao lado do corpo e as pernas descruzadas.

2   Feche os olhos suavemente, caso se sinta confortável ao fazer isso, ou mantenha-os abertos e encontre um local bem à sua frente – no teto ou na parede – no qual focará o olhar. Passe alguns momentos descansando, preparando-se para o relaxamento. Inspire lentamente pelo nariz e expire lentamente pela boca duas vezes. Concentre-se na respiração,

mantendo-a lenta e calma. Em geral, quando começamos a relaxar e esvaziamos a mente de pensamentos conscientes e distrações, uma verdadeira enxurrada de outras imagens aparece. Reconheça-as, mas rapidamente volte a atenção para a respiração. Não tente expulsar as imagens da cabeça, porque o simples esforço de fazer isso aumentará a tensão.

3   Agora concentre a imaginação ou o olhar – o que tiver escolhido – em seus artelhos e pés. Contraia artelhos, pés e tornozelos. Se ainda estiver fraco, apenas imagine que está fazendo isso. Concentre toda a atenção nessa área do corpo, tensionando-a e, depois de alguns segundos, relaxando-a. Faça toda a tensão escoar, deixando artelhos, pés e tornozelos com a sensação de relaxamento.

4   Agora vá para as panturrilhas. Mantenha o olhar ou a imaginação nessa parte do corpo por alguns segundos, respirando profundamente, inspirando e expirando. Contraia os músculos da panturrilha e visualize-se fazendo isso; contraia-os com força – o máximo que conseguir. Então relaxe, liberando todo o estresse. Sinta os músculos se alongando e se acalmando. Foque a atenção aí por alguns instantes. Respire profundamente, inspirando e expirando, liberando toda a tensão e sentindo-se mais relaxado.

5   Em seguida, concentre-se nos joelhos e coxas, inspirando e expirando lentamente. Contraia joelhos e coxas e, novamente, visualize-se fazendo isso. Sinta a tensão e a contração; fique assim por alguns segundos. Não se apresse. Inspire e expire, relaxando essa região do corpo e sentindo o esforço se esvair. Direcione a atenção para os joelhos e músculos da coxa relaxados.

VENCENDO A FADIGA CRÔNICA

6 Volte o olhar para os quadris, as nádegas e o abdômen. Concentre-se nessa área por alguns momentos, inspirando e expirando. Agora contraia (e visualize a contração) primeiro os quadris e as nádegas, depois o abdômen. Mantenha-os contraídos; sinta-os realmente contraídos por alguns segundos, focando o olhar ou a imaginação nessa região. Lentamente relaxe-os – primeiro o abdômen, depois as nádegas e finalmente os quadris, inspirando e expirando. Sinta a tensão e o esforço irem embora. Permaneça relaxado assim por alguns momentos, inspirando e expirando.

7 Agora suba para o tórax, braços, antebraços, mãos e dedos. Concentre a atenção nessas regiões, descansando confortavelmente, respirando lenta e igualmente. Contraia devagar os músculos do tórax, seguidos dos braços, antebraços e finalmente mãos e dedos, visualizando tudo isso. Mantenha-os bem contraídos; sinta a tensão. Continue assim por alguns momentos, então lentamente libere a tensão, primeiro dos dedos, então das mãos, seguidas dos braços e antebraços. Depois, relaxe os músculos do tórax. Sinta-os liberando a tensão, relaxando, alongando, aliviando. Inspire. Expire. Inspire. Expire. Sinta todo o esforço recuar de seu corpo, tornando-o cada vez mais relaxado. Reserve alguns instantes para desfrutar essas sensações de relaxamento, enquanto inspira e expira lentamente.

8 Agora suba para os músculos do pescoço, rosto e para a cabeça. Concentre a atenção nessas partes, inspirando e expirando. Lentamente contraia os músculos do pescoço, depois os do rosto e da cabeça, mantendo-os contraídos e tensos por alguns instantes, visualizando o processo. Inspire, expire

e lentamente libere os músculos, começando com a cabeça e indo para o rosto e o pescoço, inspirando e expirando.

9 Sinta todo o estresse e esforço sair do corpo enquanto está em completo estado de relaxamento. Foque a atenção na respiração, inspirando e expirando de forma lenta, equilibrada e calma. Fique assim pelo tempo que quiser e, quando estiver pronto, lentamente abra os olhos.

Depois desse exercício, tome cuidado ao se levantar. Você pode se sentir um pouco tonto ou confuso – como se tivesse acabado de despertar de um cochilo. Retome as atividades normais quando estiver pronto, mas tente manter essas sensações de serenidade e relaxamento ao longo do dia. Aprender a relaxar, apesar de soar um contrassenso, pode realmente exigir um pouco de prática, então persista.

Tranquilizando a mente inquieta: melhorando o sono

"Na verdadeira noite escura da alma são sempre três horas da madrugada." A frase é do escritor norte-americano F. Scott Fitzgerald, e descreve de maneira magistral aquele estado mental profundamente dominado pelo medo que muitas pessoas experimentam, e não só as que sofrem de SFC, quando acordam de madrugada com pensamentos aflitivos rodando na cabeça, fora de controle. O pânico sobrevém porque nesse exato momento elas estão em um estado alterado e são incapazes de agir, pois estão no meio da noite e não conseguem pensar com clareza.

Em geral, os portadores de SFC têm problemas para dormir ou para manter o sono a noite toda em razão de uma incapacidade de desligar a mente, que parece funcionar sem descanso. Aqui vão algumas dicas para ajudá-lo a enfrentar isso:

> Certifique-se de que sua cama é confortável – o colchão deve ser firme, mas não muito duro.
> Mantenha o quarto bem ventilado.
> Evite conversas difíceis, discussões ou telefonemas acalorados antes de dormir. Isso pode irritá-lo por horas ou mesmo dias, já que você tende a repassar o diálogo várias vezes. Quando se está doente, não existem reservas físicas e emocionais para lidar bem com encontros desagradáveis. É claro, às vezes eles são inevitáveis; então, se você sabe que provavelmente terá uma conversa desagradável com alguém, tente fazer isso mais cedo.
> Não se agonie se não conseguir pegar no sono; isso só o tornará mais desperto. Em vez disso, tente ouvir rádio ou perder-se em um bom livro.
> A falta de saúde em geral e a SFC em particular trazem consigo muitas preocupações e ansiedades: inquietações financeiras, problemas de relacionamento, dor etc. Se essas questões reais dominarem sua mente à noite, tente se levantar, ir para outro cômodo e, se houver um problema especialmente urgente – uma conta inesperada, por exemplo –, pense em todas as opções possíveis, mesmo as mais estranhas. Se uma solução óbvia não aparecer, seja o mais criativo que puder. Depois, eleja todas as soluções possíveis em ordem (da mais viável para a menos). Repasse-as no dia seguinte.
> Se a insônia é opressiva e está realmente afetando sua vida, fale com seu médico, que pode prescrever um antidepressivo

de baixa dosagem (como amitriptilina, que tem um efeito sedativo) ou comprimidos para dormir. Seu médico deve ter consciência de sua adesão a este programa, aconselhando-o e monitorando-o no que se refere a soníferos.

Com a doença crônica e a debilitação vêm horas sem fim de inatividade, um grande vazio que é preenchido com pensamentos aflitivos e medos. Às vezes, à noite, eu costumava me perguntar como ia conseguir viver outro dia de tédio e confinamento. Nesse caso, assim como com todas as demais preocupações, é importante lembrar-se de que seu trabalho neste momento é se recuperar e ficar bem, e você precisa de toda sua força e de recursos para atingir esse objetivo. À medida que se recupera, você será capaz de assumir cada vez mais atividades, retomar a vida e começar a fazer novos planos. Você está no caminho da recuperação; está seguindo adiante, mesmo que o processo seja lento. O sedentarismo, o tédio e o confinamento devem ser temporários. Se der tudo certo, você não será mais presa de uma doença crônica, o que será reconfortante e tranquilizador.

Mantendo a mente ativa

Todos os portadores de SFC reconhecem o fantasma do tédio, que surge com o excesso de tempo ocioso. Como seres humanos, somos criados para nos envolver em atividades de todo tipo e fomos programados ao longo de milhares de anos de evolução para nos sentir entediados quando nossa atividade atual (ou a falta dela) deixa de nos entusiasmar. Além disso, diante de longos períodos desestruturados (como no caso da SFC), a mente costuma voltar-se às preocupações e ansiedades, levando, por sua vez, ao estresse. Então, quando estamos entediados, precisamos encontrar alguma coisa para fazer.

Com a SFC, a gama de atividades é limitada, mas é essencial desviar a atenção e manter a mente ocupada. Se você tem um longo período de recuperação pela frente, é importante que se mantenha calmo, descontraído e envolvido em algum tipo de atividade que distraia seus pensamentos. Rádio, livros, música, televisão e DVDs são uma ótima maneira de ajudar a atingir essa meta. Tente escolher programas ou histórias leves, bem-humorados e divertidos. Fique longe de qualquer coisa deprimente!

A despeito de nossos esforços, porém, os pensamentos às vezes realmente vagueiam pela arena preocupante do medo e da ansiedade, causando sofrimento. Se isso acontecer, não os ignore, permitindo que o envenenem ou lhe tirem do controle. Em vez disso, encare-os de frente. Aqui vão algumas dicas para lidar com diferentes preocupações.

Preocupações com a aparente falta de progresso (ou lentidão)

Algumas pessoas disparam, enquanto outras, como eu, progridem em passo de tartaruga. Mas o objetivo final é o mesmo. Se essas preocupações lhe assaltarem, mantenha um diário e registre nele todas as conquistas que você fez, independentemente de quão medíocres possam parecer, para lembrar-se de que, ainda que você não esteja consciente disso, seu corpo ainda está se recuperando. Embora os sintomas "como de gripe" são sinais, como vimos, de que o corpo está melhorando, eles também podem ser fonte de ansiedade; repita aquele mantra apresentado anteriormente como lembrete de que você está caminhando na direção correta: "As coisas costumam piorar antes de melhorar".

Preocupações com o futuro

Sua tarefa agora é melhorar, mas isso não o impede de esboçar planos sobre o que gostaria de fazer uma vez que tenha se recuperado – desde que isso não cause ansiedade. Talvez você possa ligar para seu chefe e atualizá-lo quanto ao seu progresso. Se isso não for mais possível, pense no que gostaria de fazer assim que estiver recuperado – muitas pessoas com SFC optam por carreiras totalmente diferentes das que ocupavam antes. Ter um olho no futuro é encorajador e psicologicamente saudável; apenas não se apresse.

Preocupações com solidão, isolamento e volta ao mundo social

O isolamento é um dos aspectos mais comuns e sofridos da SFC. Os seres humanos são animais sociais, e o confinamento quase solitário pode ser difícil de suportar. Algumas pessoas defendem a participação em grupos de ajuda, já eu sugiro reunir-se com um grupo para embarcar juntos no Modelo Fusão, apoiando-se mutuamente durante o processo. A SFC já é isoladora o bastante, e este programa de tratamento exige independência e dedicação. Trabalhando juntos, vocês podem estimular um ao outro. Apenas aceite a ideia de que as pessoas se recuperam em ritmos diferentes e evite transformar isso em uma competição!

Preocupações em assumir novas atividades ou avançar para o próximo estágio

Conforme você se recupera, será o melhor juiz de quantas novas atividades pode assumir e quando. É fácil cair em uma zona de conforto e ficar ansioso quanto a dar o próximo salto. Trabalhe em seu limite e amplie-o suavemente. Você saberá se se comprometeu demais, mas quanto mais seu corpo se recupera mais força interna física e psicológica você terá.

Agora que você aprendeu a relaxar a mente e mantê-la ocupada com pensamentos positivos e fortalecedores, deu um passo importante no caminho da boa saúde, pois isso o ajudará a manter sua saúde emocional e reforçará sua recuperação.

MARGUERITE

Para mim, o pior foi ficar confinada em casa, com tantas horas do dia para preencher e sem conseguir fazer absolutamente nada. Eu estava isolada e sozinha, o que piorou meu sofrimento. Aprendi a focar em coisas simples para distrair a mente, como assistir à TV e ouvir rádio – qualquer coisa para preencher o vazio. Fazer os exercícios de relaxamento também ajudou. Eles me acalmaram a mente e me ensinaram a deixar para lá. A SFC é estressante e eu estava muito irritada. Foi ótimo relaxar e liberar toda aquela tensão.

JULIA

Meu problema era com a desorganização dos pensamentos. Em geral, eu não conseguia me lembrar do que estava fazendo e me esforçava tanto para parecer normal que aquilo me causava muito sofrimento. Então me permiti relaxar, seguir a maré e não me pressionar. Simplesmente me permiti ficar calma e me recuperar.

12 Em atividade, em forma

NUTRIR CORPO E MENTE é um passo vital na recuperação. Eles trabalham em parceria, portanto fortalecer um trará mais vigor ao outro. Você também precisará melhorar sua forma física em algum momento, com sua força e resistência. Como em todos os outros aspectos da SFC, a forma física dos portadores varia enormemente – alguns levam uma vida quase totalmente ativa, enquanto outros ficam de cama por um longo período. Uns permanecem acamados por anos, décadas até. A boa notícia, porém, é que independentemente de quão incapacitado você esteja, é possível ganhar qualidade de vida – se não uma recuperação completa.

Antes de começarmos, há alguns pontos que você precisa considerar:

> A SFC é uma doença séria e os efeitos físicos sobre o corpo não devem ser subestimados, por isso sempre consulte seu médico antes de introduzir mudanças em sua rotina de exercícios físicos. Esperamos que ele também o encaminhe a um fisioterapeuta que possa guiá-lo e monitorá-lo.

> Você deve determinar seu ritmo de recuperação. Trata-se de seu corpo, de sua saúde. Não deixe que ninguém – seja seu médico, seja seu cônjuge, pai ou chefe – o force além do que se sente confortável. Em geral, as pessoas têm boas intenções e tentam ser encorajadoras, mas só você pode determinar o melhor ritmo para si próprio. Não se submeta à pressão, sutil ou explícita.

> Nesse sentido, não fique tentado a forçar-se demais. Uma vez que você tenha recuperado força e energia, pode ser tentador

"correr antes de conseguir caminhar", mas você pode adquirir lesões se seus desejos ultrapassarem suas capacidades.

> Seja sincero quanto ao seu nível de incapacidade. Trataremos disso com mais detalhes nas p. 184-7, mas, se você ficou acamado por um ano, não espere dar uma volta no quarteirão correndo. Você apenas vai se predispor à frustração e ao desapontamento. Para colocar as coisas em perspectiva, em certo momento eu estava paralisada; agora caminho quase dez quilômetros por dia.

Como entrar em atividade

As duas estratégias principais que eu gostaria de recomendar são a terapia do exercício gradual (ou TEG) e medir os passos.

Como a TCC, a TEG geralmente não é adequada em casos de SFC, como vimos nas p. 71-2. Com o sofrimento causado pela SFC, o corpo está nutricional e clinicamente despreparado para os exercícios – é como sugerir que alguém entre em um programa de condicionamento físico depois de sofrer um enfarte. Porém, agora que seu corpo está se recuperando e você se sente mais forte, pode começar a recondicionar os músculos.

O objetivo da TEG é ajudar as pessoas a desenvolver a força progressiva e sistematicamente. Em outras palavras, começa-se em determinado nível e metodicamente se avança a partir daí. A pessoa sempre realiza progressões – por exemplo, na primeira semana ela desce um lance de escadas, na segunda semana desce dois, e assim por diante. A TEG tem suas vantagens, porque permite ao paciente criar um gráfico de seu progresso. A chave do sucesso, porém, é ter certeza de que as metas semanais são realistas.

Medir os passos também é uma estratégia popular no desenvolvimento da forma física em portadores de SFC. A abordagem é diferente da TEG no sentido de que os objetivos não são aplicados ou observados tão rigidamente. Trabalha-se com a própria capacidade física, dependendo-se de como se sente. Por exemplo, no primeiro dia você pode estar disposto a descer e subir um lance de escadas, mas no dia seguinte pode sentir que consegue apenas meio lance. Do meu ponto de vista, medir os passos é interessante quando ainda se sofre de SFC ou se está nos estágios iniciais do treinamento físico. Como é preciso conservar energia durante esses períodos, a capacidades, de recuperação do corpo fica mais limitada. Porém, uma vez que o corpo tenha ficado suficientemente estabilizado e fortalecido, e seja possível engajar-se em um recondicionamento físico mais exigente, a TEG será a melhor estratégia.

Para começar

Muitas pessoas me perguntam quando devem iniciar sua rotina de exercícios ou em que ponto serão capazes de dizer que estão prontas para começar. Mais uma vez, a resposta vai variar segundo a natureza da doença, a gama e a gravidade dos sintomas. Em geral, é quando a pessoa se sente fisicamente capaz de fazer mais atividades e não sofre de indisposição pós-esforço em seguida. Dito isso, mesmo que você esteja acamado, ainda há exercícios que pode fazer (veja a p. 189).

Definindo seu limite básico
O primeiro passo nesse aspecto do processo de recuperação é determinar suas capacidades básicas, ou seja, seu nível atual de

forma física. A seguir, uma ampla gama de sintomas que vão da saúde completa à incapacidade total, com vários estágios intermediários. Analise essas categorias e decida quais delas refletem melhor seu nível de capacidade neste momento:

› **Nenhum sinal de má saúde.** Você tem se sentido saudável e vigoroso nos últimos três meses? Em caso positivo, isso significa que você não tem sintomas de SFC, seja depois de esforço físico ou mental, seja durante o descanso. Você se sente pronto e capaz de retomar seu estilo de vida prévio à doença, inclusive trabalho ou estudos.

› **Sintomas muito leves.** Você descreveria a si mesmo como essencialmente saudável, mas com sintomas leves ocasionais. Está bem para realizar tarefas diárias, inclusive a higiene pessoal. Sua capacidade de caminhar ou passear pode ser limitada, mas você sente que pode voltar ao trabalho ou aos estudos.

› **Sintomas leves.** Se você está nesta categoria, tem sintomas amenos se não fizer exercícios, mas pode experimentar uma leve recaída em decorrência de atividades físicas ou mentais. Não precisa de ajuda com a higiene pessoal ou com as tarefas domésticas. Sua mobilidade é suficiente, de modo que você está apto a caminhar 800 metros ou mais com poucos sintomas. Você se sente forte o bastante para pensar em retomar o trabalho ou os estudos em regime de meio-período.

› **Sintomas leves a moderados.** Você descreveria seus sintomas como leves ou moderados. Em geral, consegue desempenhar tarefas pessoais e assumir responsabilidades domésticas, sendo capaz de dar um passeio regular de curta duração. Pode se sentir bem para pensar em retomar o trabalho ou os estudos em regime de meio-período, mas talvez necessite de auxílio para caminhar ou tenha dificuldade de concentração.

> **Sintomas moderados estáveis.** Você pode desempenhar a maioria dos afazeres pessoais e domésticos, mas talvez precise de ajuda com certas tarefas, como cozinhar. Talvez você se sinta confiante para praticar algum exercício mental ou físico moderado, mas ainda não está pronto para voltar ao trabalho ou aos estudos.

> **Sintomas moderados instáveis.** Você descreveria seus sintomas como moderados durante a maior parte do dia ou o dia todo. Depois de atividade física ou mental, os sintomas pioram. Você não está restrito à casa, mas sua capacidade de andar é limitada a uma ou duas quadras. Você provavelmente precisa de ajuda com as tarefas domésticas e os cuidados pessoais. Talvez seja necessário descansar em intervalos regulares. Você não se sente bem o bastante para retomar o trabalho ou os estudos, mas pode executar algumas rotinas de casa.

> **Sintomas moderados a graves.** Atividade mental ou física muito provavelmente leva a mal-estar ou piora dos sintomas. Você não está preso em casa, mas precisa de apoio considerável ou assistência quando sai, e necessita de ajuda na rotina doméstica e de cuidados pessoais – mas não o tempo todo. Você sente necessidade de parar várias vezes para descanso ao longo do dia e sente que não consegue trabalhar ou estudar no momento.

> **Sintomas graves.** Você descreveria seus sintomas como graves, está restrito à própria casa e quase sempre precisa de auxílio com tarefas domésticas e cuidados pessoais. Sua capacidade de se movimentar é muito limitada e você provavelmente usa cadeira de rodas.

> **Sintomas extremamente graves.** Seus sintomas poderiam ser descritos como graves durante as 24 horas do dia. Você consegue desempenhar poucas atividades físicas e mentais e provavelmente necessita de muita assistência e supervisão, permanecendo acamado na maior parte do tempo e dependendo do apoio de uma cadeira de rodas. Suas habilidades cognitivas devem estar bem reduzidas.

> **Incapacitado na maior parte do tempo.** Você está vivenciando a forma mais grave de SFC praticamente o tempo todo. Está acamado 24 horas por dia e não consegue viver por conta própria. Sem dúvida você precisa de assistência nos cuidados pessoais e nas tarefas domésticas.

Assim que tiver avaliado seu nível atual de capacidade ou incapacidade, é hora de observar pontos específicos de suas atividades diárias. Esse conhecimento será a base da sua evolução.

Usando o modelo a seguir, escreva um diário que documente todas as suas atividades durante 24 horas, começando às 7h. Isso fornecerá um retrato completo das suas capacidades e uma boa percepção de seus pontos altos e baixos de energia. Descobri, por exemplo, que meus melhores momentos se davam até o meio-dia, depois do que meus níveis de energia simplesmente despencavam e eu tinha de ir para a cama.

Não há necessidade de entrar em muitos detalhes; escreva somente o básico.

Começando a rotina de atividades físicas

Usando seu diário como guia, a primeira pergunta a fazer a si mesmo é: sou capaz de lidar bem física e emocionalmente com as exigências de minhas atividades atuais? Se sua resposta para essa questão for "sim", pense em expandir suas atividades e incluir novas. Se, pelo contrário, for "não", diminua-as a um nível no qual se sinta no comando de seu bem-estar físico e emocional – ou talvez espere um pouco antes de começar a fazer esforço.

Seu programa de atividades precisa de três ingredientes-chave:

> **Clareza.** Seja muito claro quanto aos objetivos da atividade.
> **Consistência.** Certifique-se de que sua rotina seja regular.
> **Bom-senso.** Planeje a rotina segundo sua capacidade e não exagere, para evitar altos e baixos.

COMEÇO DA SEMANA (DATA)

	Seg.	Ter.	Qua.	Qui.	Sex.	Sáb.	Dom.
7h às 9h							
9h às 11h							
11h às 13h							
13h às 15h							
15h às 17h							
17h às 19h							
19h às 21h							
21h às 23h							
23h à 1h							
1h às 3h							
3h às 5h							
5h às 7h							

Lembre-se: se você ficar cansado, deve descansar! Se tiver uma recaída, analise os motivos e retome os métodos clínico, psicológico e nutricional.

VENCENDO A FADIGA CRÔNICA

Quando estiver pronto para começar seu programa de exercícios físicos, trabalhe dentro de limites viáveis. Demonstrarei isso começando com dicas para os portadores mais incapacitadas. Mesmo que esteja relativamente bem e sinta que o conselho não se aplica a você, o modelo será o mesmo.

Conselhos aos mais incapacitados

TODOS NÓS TEMOS DE começar por algum lugar e, mesmo que você esteja muito debilitado, pode fortalecer seu corpo – ainda que não consiga sair da cama de modo algum ou passe grande parte do dia deitado. Seus músculos sem dúvida estão muito fracos e sem condicionamento, por isso o início tem de ser lento. Comece com exercícios simples, como flexionar e relaxar os pés. Se tiver vontade, contraia e relaxe os músculos ao redor dos joelhos e depois dos quadris. Você pode executar esses exercícios em vários momentos ao longo do dia. Embora simples, eles são significativos e eficazes, e ajudam a aumentar a força e o vigor com bastante rapidez.

Quando se sentir um pouco mais forte, você pode tentar sentar-se na cama por um minuto e lentamente, mesmo que por apenas um ou dois minutos a mais por dia, a fim de aumentar a quantidade de tempo sentado. Sempre tome consciência de como você se sente e dos efeitos do exercício em seu corpo.

Em seguida, você pode tentar sentar-se em uma cadeira. Dependendo de como se sente, fique nela por um minuto e, se for o caso, aumente o tempo de permanência um minuto por dia. Você saberá se exagerou caso se sinta mais cansado. Se for assim, recue.

Uma vez que você tenha chegado a dez minutos ou mais sentado, pode começar a ficar em pé e a dar alguns passos. Partindo da cadeira ou da cama, caminhe cinco passos para a frente e cinco para trás, aumentando a progressão de maneira similar.

Se os músculos de suas pernas ainda estiverem fracos, condicione-os de outras formas. Eu estava tão incapacitada que nem erguia as pernas. Não conseguia usar sapatos e não podia dar um passo sequer. Para condicionar esses músculos, usei uma lista telefônica muito fina como degrau. Aos poucos, coloquei mais listas telefônicas e fui recondicionando as pernas. Quando atingi essa meta, comecei a usar as escadas, um degrau de cada vez, então um lance por vez – até que fui capaz de subir e descer quatro lances de escada.

Para fortalecer mãos e braços, você pode usar latas de conserva como pesos provisórios. Pegue uma em cada mão e, sentado ou em pé, estenda os braços à sua frente. Dobre os cotovelos para cima em direção ao tórax e traga as latas na direção dos ombros. Comece fazendo isso uma vez e aumente o exercício gradualmente.

Aqui vão outras atividades de dificuldades variadas que podem ser feitas em casa e vão ajudá-lo a aumentar sua força e forma física:

> Tome uma ducha ou banho de banheira.
> Tire a mesa após o jantar.
> Ajude a preparar uma refeição.
> Tire o pó dos móveis.
> Escove um animal de estimação.
> Coloque roupas na máquina de lavar.
> Penteie o cabelo.
> Passe aspirador no tapete.
> Guarde as compras.
> Escreva uma carta.

O progresso pode parecer frustrante de tão lento. Se você está gravemente debilitado, porém, fique lembrando a si mesmo de quanto já conquistou, mesmo que seja pouco. Para mim, entre estar acamada e caminhar dez quilômetros foram necessários seis meses. Medi meu progresso e fui capaz de conquistar essa recuperação incrível porque nunca me esforcei demais nem perdi a paciência ou desisti.

Conselhos aos moderadamente capazes

OS PRINCÍPIOS DE AUMENTAR força, vigor e forma física são basicamente os mesmos para você e para as pessoas mais incapacitadas. A ideia é aumentar as atividades lenta e metodicamente, evitando quaisquer exageros.

Como você já tem um nível razoavelmente alto ou muito alto de forma física, já sabe o que pode melhor. Tente, por exemplo, fazer uma caminhada e aumentar a distância pouco a pouco. Comece andando um quarteirão na primeira semana, dois na segunda, e assim por diante. Se não se sentir desafiado por essas atividades, examine alguns dos itens a seguir (porém, lembre-se de que você deve chegar até eles paulatinamente):

> Praticar hidroginástica.
> Fazer pilates.
> Ir ao cinema.
> Encontrar um amigo para um café.
> Passear com o cachorro.
> Dar uma volta de bicicleta.
> Cavalgar.
> Praticar ioga.

> Participar de um clube do livro.
> Fazer um curso noturno.

A chave é descobrir atividades de que você goste, que o motivem e permitam-lhe aumentar sua força. Independentemente de qual seja seu nível de condicionamento, porém, você terá de continuar monitorando seu progresso e fazendo os ajustes necessários se abusar.

Conselhos aos mais capazes

Já que você não está de cama nem preso em casa e provavelmente já está levando uma vida ativa, eu lhe sugeriria apenas reduzir suas responsabilidades e evitar assumir muitas atividades enquanto segue este programa.

PONTOS-CHAVE PARA TORNAR-SE ATIVO

> Sempre descanse quando precisar!

> Use roupas confortáveis.

> Certifique-se de que pode lidar bem com seus níveis atuais de atividade antes de avançar para o próximo passo em seu programa de recuperação.

> Se abusar, fique de folga no dia seguinte (ou nos dois próximos) e recupere-se.

Acompanhando seu progresso

Usando o modelo a seguir, registre seu progresso com o programa de atividades. É um ótimo lembrete de até aonde você chegou conforme as semanas se passam.

Seu corpo agora está ficando clínica e nutricionalmente estabilizado, e seus sistemas de crenças estão ajudando-o a desenvolver a resistência psicológica necessária para perseverar durante o que pode ser um processo longo de recuperação. Sempre que necessitar de motivação, olhe para trás e veja quanto você progrediu desde quando era paciente.

FOLHA DE METAS

Atividade	Seg.	Ter.	Qua.	Qui.	Sex.	Sáb.	Dom.

MARGUERITE

A SFC realmente me enfraqueceu. Fiquei de cama por meses a fio; às vezes, eu tinha de recorrer à cadeira de rodas. Tive de voltar a morar com meus pais. Assim que melhorei, fiquei correndo para lá e para cá. Sei que não devia, mas fiz isso. Eu estava bastante empolgada por poder ver meus amigos, socializar e ser humana. Então o inevitável aconteceu e eu entrei em colapso. A SFC sempre vence. Aprendi da pior maneira. Eu precisava ser sensível à minha saúde, então comecei a abordar minha recuperação de forma mais delicada. Foi frustrante, mas reconstruí minha força lentamente. Passinhos de bebê o tempo todo. Demorou, mas assim que vi os menores sinais de condicionamento e força isso me motivou a continuar. Agora estou de volta ao trabalho. E nunca pensei que isso aconteceria.

JULIA

Nunca fiquei tão mal; não como a maioria. Nunca fiquei de cama – geralmente só depois de uma virose. Sempre consegui andar e trabalhava meio-período, mas vivia andando em círculos, sempre cansada. Eu não podia tirar férias ou estudar, mas ainda conseguia cuidar de mim mesma. Meus problemas eram de memória. Então comecei a me lembrar melhor das coisas e a me sentir mais forte fisicamente. As duas coisas juntas me deram confiança para me aventurar um pouco mais. Às vezes eu exagerava, ficando acordada até tarde, mas aí eu simplesmente descansava no dia seguinte. Descobri que não tinha mais aquelas reações horríveis, aquela dor e o cansaço que me abatiam dois dias depois. Eu me sentia melhor e comecei a confiar mais no meu corpo.

13 Lidando com as recaídas

A SFC É UMA DOENÇA ESCORREGADIA como uma enguia, caracterizada por remissões e recidivas. Embora você agora esteja recarregando corpo e mente e se protegendo de fatores que afetam seu bem-estar, em algum momento pode sofrer uma recaída, se não uma recidiva completa. Essa vulnerabilidade é o outro lado da moeda; consequentemente, você terá de cuidar da saúde pelo resto da vida. Essas, é claro, são notícias decepcionantes. Porém, ao aceitar logo de início esse fato básico sobre a doença, espero que você fique mais consciente da necessidade de cuidar de si mesmo física e emocionalmente, a fim de prevenir quaisquer deslizes.

As causas mais comuns de recidivas

O PRIMEIRO PASSO PARA reduzir suas chances de uma recaída é reconhecer os desencadeantes potenciais de uma recidiva. Felizmente, as pesquisas identificaram os fatores causadores mais comuns[1]. Entre eles, estão:

> Cirurgia.
> Anestesia.
> Mudanças extremas de temperatura.
> Tratamento dentário.
> Clima frio.
> Produtos químicos (especialmente organofosfatos, fumaça de caminhão ou cheiro de tinta).
> Trauma físico (acidentes, parto).
> Mudanças hormonais depois de gravidez ou menopausa.

> Trauma emocional (divórcio, perda de emprego, morte na família).

> Infecção viral ou bacteriana.

> Esforço físico ou mental excessivo.

> Dieta pobre.

> Estresse.

> Imunização.

Muitos desses fatores desencadeantes devem parecer familiares a você a essas alturas. Isso acontece porque os fatores que causam a recaída costumam ser os mesmos que iniciaram o processo. Portanto, conhecê-los nos coloca em vantagem. Alguns são totalmente evitáveis, enquanto outros – como cirurgia ou divórcio – poderão ser tratados com mais cautela durante esse período particularmente turbulento. Agora que seu corpo e mente estão muito mais fortes do que antes, você deve ser mais resiliente e se armar para defender-se de qualquer crise. Consequentemente, o período de recaída será mais curto e a vitalidade provavelmente retornará mais rápido. Finalmente, lembre-se de que você está no controle. A SFC não domina mais você, o que, psicologicamente, é muito importante. No passado, a SFC dominava sua vida, mas agora você está equipado com ferramentas criadas para recuperar sua saúde.

Como lidar com uma recidiva

SE VOCÊ TIVER UMA recaída, recomece imediatamente o processo. Se optou pela abordagem clínica, volte à nimodipina, ao *Ginkgo biloba* etc. Da mesma forma, se você adotou o método nutricional, comece seguindo aquele programa como se fosse a primeira vez.

Precisamos fazê-lo voltar ao caminho certo o mais rápido possível, o que também significa adotar uma dieta saudável e cuidar de sua saúde mental. Se você se sobrecarregou, agora é hora de parar. Você deve estar correndo por aí feito louco; isso só faz piorar as coisas. Vai precisar de descanso, recuperação e terá de voltar às técnicas de administração do estresse (veja o Capítulo 11). Pense em tonificar o corpo e a mente.

Aqui vão algumas orientações:

> Informe seu médico. Mantenha-o sempre por perto.
> Recaídas e remissões são características da SFC. Não negue uma recaída nem finja que ela não está acontecendo. A SFC não desaparece sozinha. Enfrente-a. Lide com ela. Controle-a. Livre-se dela. E recupere sua vida.
> Não se torture. O reaparecimento ameaçador da SFC é decepcionante e frustrante, mas em vez de deixar que essas emoções o consumam por dentro aprenda com a situação. Pergunte a si mesmo quais foram os desencadeantes. Você estava trabalhando demais? Não estava cuidando da saúde? Estava deixando as preocupações da vida enfraquecê-lo? Parte do processo de recuperação está em aprender a confiar na capacidade de seu corpo de se curar: quanto mais o corpo se reergue depois de uma recaída mais ou menos forte, mais isso fortalece sua confiança.
> Identifique as estratégias de enfrentamento que funcionam melhor para você e siga-as, mesmo depois de estar recuperado. Lembra-se do velho ditado "É melhor prevenir do que remediar"? Espalhe essas palavras pela casa toda se for preciso e certifique-se de que esse se torne seu mantra pessoal.

Mantendo seu sistema imunológico em forma

UMA MANEIRA DE LUTAR para adquirir vigor e reduzir a probabilidade de uma recaída é garantir que seu sistema imunológico funcione da melhor forma possível. O sistema imunológico é parte vital de sua saúde, e seu mau funcionamento é, como vimos, um dos grandes desencadeantes dos sintomas da SFC (veja as p. 42-3). Estes são alguns dos agressores do sistema imunológico:

> Tristeza.
> Atitudes e emoções negativas persistentes.
> Doenças infecciosas.
> Falta ou excesso de exercícios.
> Dieta pobre.
> Trauma e acidentes físicos.
> Comer demais ou de menos.
> Aditivos e agrotóxicos nos alimentos.
> Poluição.
> Estresse.
> Tabagismo.

Estabelecemos que recuperar-se da SFC e manter a saúde significa cuidar de si mesmo e tomar conta de sua vida. E vale a pena. Porém, mesmo com a maior boa vontade do mundo, às vezes nos tornamos desleixados, damos nossa recuperação como certa e voltamos aos velhos e maus hábitos.

Para avaliar se você é o responsável por isso, observe as questões a seguir; quanto mais você responde "sim", mais provavelmente seu sistema imunológico está sob estresse:

VENCENDO A FADIGA CRÔNICA

> Seu sono é perturbado com regularidade?
> Você se vê irritado e tenso por muito tempo?
> Você está tendo dores generalizadas?
> Você está sofrendo de algum outro tipo de doença?
> Sua dieta consiste principalmente em *fast-food*, comida pronta ou lanches?
> Você não costuma consumir frutas e vegetais frescos?
> Você tem dificuldade com seu peso, seja para perder ou para ganhar alguns quilos?
> Você está com sintomas de alergia?
> Você se vale de cigarros, álcool ou cafeína para enfrentar o dia?
> Você raramente pratica exercícios?
> Você está isolado socialmente?
> Você se sente sobrecarregado pelas pressões da vida?
> Você fica desconfortável na companhia de outras pessoas?
> Você acha difícil relaxar?
> Você está sempre exausto?
> Você tem gripes e resfriados recorrentes?
> Você está achando difícil apreciar a vida?
> Seus níveis de concentração estão prejudicados?
> Você retruca aos outros sem motivo?
> Você tem sonhos estranhos?

Esses são os potenciais sinais de alerta de esgotamento imunológico. Se você notar mais do que duas mudanças, seu corpo e sua mente estão lhe avisando de que algo não vai muito bem.

RECEITA DE BOA SAÚDE

Com um histórico de SFC, é vital que você cuide de sua saúde e de seu bem-estar. E não é difícil:

1. Coma bem.
2. Pratique exercícios com regularidade.
3. Não assuma responsabilidades demais.
4. Durma o bastante.
5. Não apele para estratégias pouco saudáveis (como álcool ou *fast-food*) para conseguir suportar o cotidiano.
6. Faça exercícios de relaxamento (veja as p. 159-67).
7. Nutra seu corpo e sua mente na mesma proporção.

MARGUERITE

Agora sempre me cuido e tento prestar atenção à minha saúde o máximo possível para não ter recaídas. É uma questão de aprender a confiar em meu corpo novamente. Sempre me preocupo com a época de gripe, mas tomo precauções especiais. Para mim, uma pessoa prevenida vale por duas.

JULIA

Não tive nenhuma recaída séria – mesmo passando realmente dos limites às vezes, como quando fico acordada até tarde ou deixo meus hábitos saudáveis de lado.

NOTA

1. MacIntyre, 1991; Mason Brown, s/d; Shepherd, 1999.

14 A SFC e os relacionamentos

QUANDO ALGUÉM TEM uma lesão simples ou breve doença, geralmente se compreende que a pessoa vai se recuperar e ficar completamente bem. Talvez ela fique fora de combate por um tempo, mas como o período de mal-estar tem um curso previsível – começo, convalescença e recuperação – o processo pode ser administrado e tolerado.

Com uma doença crônica, porém, na qual os desdobramentos são desconhecidos, a família inteira sofre. Ajustes têm de ser feitos, geralmente há queda nos padrões de vida e a existência de todos é afetada. O processo de ajuste à SFC pode ser caótico e perturbador, uma vez que o curso da doença costuma ser física e emocionalmente incerto. Às vezes, durante semanas, meses ou até anos, você pode se sentir bem, quase normal. A família toda então respirará aliviada, até que uma infecção viral ou outra recaída aconteça e tudo volte ao início. Um dia você pode estar total ou parcialmente independente – para caminhar, tomar banho, dirigir –, mas no dia seguinte ser quase incapaz de sair da cama. A SFC é uma montanha-russa de todas as dimensões físicas e psicológicas. E é difícil aceitar cada dia como ele se apresenta, quando tanto da vida – trabalho, contas, dívidas, estudos, preparo de refeições – exige certeza.

Acrescido nessa mistura inebriante está o fato de que, como portador de SFC, você pode ter tido de brigar muito para provar a legitimidade de sua doença. Até mesmo amigos e membros da família podem ter dificuldade de aceitar que você não está só querendo chamar a atenção ou "exagerando" devido às mensagens confusas que eles recebem da comunidade médica e à estranha combinação de pessoa que parece bem um dia e fica de cama no seguinte.

Quando a SFC ataca, como todos sofrem, quem cuida pode acabar ressentido, nervoso, amargurado e frustrado. E, consequentemente, você se sentirá culpado. Os relacionamentos precisam ser fortes para sobreviver.

Melhorando os relacionamentos

A MAIORIA DOS RELACIONAMENTOS pode enfrentar um obstáculo de vez em quando, mas, com a SFC na equação, até os relacionamentos mais amorosos e estáveis são colocados à prova. Na verdade, não é incomum que casamentos ou parcerias terminem[1]. Por mais que a negação pareça uma opção atraente quando isso começa a acontecer – esperando-se que todo o problema horrível da SFC e quaisquer dificuldades de relacionamento decorrentes desapareçam magicamente –, ela não é. As tensões são cozidas em fogo brando, abastecendo o ressentimento. A melhor estratégia para conduzir a doença é encarar os problemas com coragem, reconhecê-los e trabalhar juntos para lidar com eles.

Para o paciente

A SFC desencadeia sentimentos conflituosos e desagradáveis que podem ser preocupantes e assustadores. Muitos portadores tentam lidar com essas emoções aflitivas por conta própria, enquanto outros tendem a compartilhá-las porque se sentem isolados e incapazes de lidar com essa situação insuportável. Eles estão ansiosos por amor, apoio, tranquilização e conforto. Os extremos de ambas as estratégias podem ser prejudiciais. Reprimir as coisas leva ao estresse que mais tarde pode incapacitá-lo; mas compartilhar cada sensação melancólica implica o risco de abalar a compaixão de quem está à sua volta.

Atingir o equilíbrio correto é a chave para a comunicação bem-sucedida e relacionamentos mais saudáveis. Aqui vão algumas dicas para ajudá-lo a conseguir isso:

> **Mantenha uma boa comunicação.** Isso significa estar disposto a conversar abertamente sobre suas preocupações, mas também implica ouvir as necessidades de seus cuidadores. O mundo da doença crônica é totalmente exaustivo, não só para você como para os que o cercam. Tanto você como eles têm o direito de ficar assustados, fartos e incomodados. Mas vocês estão nisso juntos, então tente manter uma mentalidade de grupo.

> **Mantenha um diário.** Um diário é uma boa maneira de desenterrar e liberar quaisquer frustrações, preocupações e ansiedades acumuladas. Nele você pode botar a boca no trombone, completamente livre e sem inibições, sem medo de repreensão ou rejeição. Se você fica fatigado com facilidade, use uma linguagem simples e não se preocupe com a gramática.

> **Seja atencioso com os outros.** Os membros de sua família podem não compreender bem sua debilitação. Eles são apenas humanos. Demonstre reconhecer o esforço deles, mesmo que eles nem sempre atendam às suas necessidades. Também pergunte sempre como anda a vida de cada um.

> **Encare os problemas assim que eles surgirem.** Além do cotidiano pesado decorrente de uma doença crônica, outros desafios emergem: dificuldades financeiras, questões de intimidade física, cuidados com as crianças. Não intua simplesmente que esses

problemas vão desaparecer sozinhos ou que outras pessoas de boa vontade vão assumir o fardo de lidar com eles sozinhas.

> **Procure ajuda externa.** Não corra o risco de afastar as pessoas de sua vida ao sugá-las com suas demandas. Participe de um grupo local de apoio à SFC (veja os Grupos e instituições de apoio na p. 227). Geralmente eles podem ser contatados pela internet ou por telefone. Até o Centro de Valorização da Vida (CVV) pode oferecer um ouvido amigo 24 horas por dia. E você sempre pode contatar seu médico para pedir conselhos.

> **Encoraje os outros a se envolver em atividades de que gostam.** Nem sempre é fácil ver sua família ou amigos saindo, socializando, assistindo ao último lançamento dos cinemas ou desfrutando a vida enquanto você está preso em casa ou à cama. Porém, encoraje-os a espairecer e se divertir. Não os faça se sentir culpados por isso. O fato de você estar doente não é culpa deles.

> **Peça ajuda.** Ninguém gosta de depender dos outros, mas com a SFC você pode necessitar de diversos cuidados em algum ponto de sua recuperação. Não seja orgulhoso. Se precisar de ajuda, peça-a. Você tem uma doença e uma necessidade real. E lembre-se: se você ultrapassar seus limites, pode acabar até pior e mais dependente do que nunca.

> **Seja maior do que a doença.** A SFC pode dominar sua vida, mas não o define como pessoa. Por mais que o problema consuma seus pensamentos e sentimentos, você não é apenas um punhado de sintomas. Você é mais do que isso. Tente aproveitar os momentos que puder e desfrute da vida "normal". Esses prazeres podem ser tão simples quanto assistir à televisão, ouvir rádio ou até sentar na sala com os outros por um tempo. Mas assim você não vai se sentir tão isolado.

- > **Seja realista.** Não exagere seus sintomas. A SFC é um problema sério, mas tente não transformar a situação em uma *performance* digna de um Oscar. Você se sente péssimo, mas lembre-se de que está na rota da recuperação. Dito isso, não tente também subestimar ou minimizar a doença ou os sintomas. Isso é simplesmente negação.
- > **Não ache que as pessoas são videntes.** Não pressuponha que os outros automaticamente saberão que você quer a janela fechada, o rádio desligado ou descansar. Diga-lhes de que você precisa. Entretanto, seja organizado em relação a seus pedidos e tente ser flexível. Faça listas e priorize. Se algo não for feito hoje, sempre existe o amanhã.
- > **Informe os outros sobre a SFC.** Talvez você pareça saudável, então muitos não entendem por que você diz estar tão doente. Os preconceitos e ideias erradas sobre o problema podem se consolidar mesmo na família e entre amigos. Mostre a eles este livro e forneça informações factuais e precisas sobre a Síndrome da Fadiga Crônica.
- > **Nunca desconsidere os outros.** Duas palavrinhas – "muito obrigado" – têm propriedades mágicas, porque todos gostamos de nos sentir valorizados.

Para parceiros e cuidadores

A SFC é um pesadelo para você também. Eu compreendo. Familiares, pais, amigos e cônjuges com muita frequência são os heróis esquecidos dessa provação horrível e raramente recebem reconhecimento ou gratidão pelos sacrifícios que fazem. Muitos também se sentem impotentes, amedrontados ou inseguros. Os papéis na família geralmente se invertem e os planos são jogados pela janela quando, do nada, uma doença de longo prazo se abate sobre a vida de cada um.

Você pode ter feito votos de amar na alegria e na tristeza, na saúde e na doença, mas se seu parceiro tem SFC *sua* vida mudará completamente também. Ajustes sérios nas finanças, na organização doméstica, nos cuidados com as crianças e nas tarefas rotineiras terão de ser feitos. Você provavelmente assumirá os papéis de cuidador, único provedor, único pai ou mãe e responsável pela casa. E todos esses estresses e esforços inesperados e imprevistos podem levar a um acúmulo de ressentimento. Podem até contribuir para a deterioração da sua saúde emocional e física.

Aqui vão algumas dicas para ajudá-lo a lidar com as novas circunstâncias:

> **Aceite que sua vida mudou.** Não há tempo para negação. Sem insistir na tristeza da situação, sente-se e trace um plano de como vocês vão lidar doméstica, financeira, física e emocionalmente com ela.

> **Não tente ser sobre-humano.** Você pode querer manter tudo a portas fechadas, assumir todas as responsabilidades sozinho e se enganar de que tudo está bem. É um erro. Não faça isso de modo algum. Delegue o que puder. Se cada um contribui um pouco, o fardo pode ser aliviado.

> **Aceite que a doença é real.** Isso é essencial. A pessoa que você ama pode não aparentar, mas está realmente doente. Ninguém escolheria ficar debilitado e dependente da família.

> **Não minimize os sintomas.** É muito difícil compreender a amplitude da incapacidade na SFC, mesmo quando você vive ao lado de alguém com ela. Você pode se sentir cansado também, depois de um dia pesado de trabalho, mas a exaus-

tão do portador de SFC está fora dos padrões. Quando cuidadores, às vezes bem-intencionados, minimizam o nível da incapacidade, isso faz o paciente se sentir culpado e pode forçá-lo a fazer mais do que é capaz.

> **Procure ajuda também.** Em vez de deixar as frustrações se acumular para em determinado momento explodir, ou isolar-se em um mundo de doença, lembre-se de que você é humano e também precisa desabafar. Converse com seu médico sobre grupos locais de cuidadores ou crie um você mesmo. Se for o caso, busque um conselheiro ou terapeuta que possa ajudá-lo a lidar com os sentimentos de raiva e ressentimento e com o turbilhão de mudanças que você e sua família agora são forçados a encarar. Você também tem necessidades e deve atendê-las.

> **Cuide de sua saúde.** Isso é óbvio. Se você afundar, todos afundarão com você.

> **Lembre-se de que a pessoa que você ama está a caminho da recuperação.** Pode exigir trabalho duro e muita paciência, mas outros atingiram sua meta e seu parceiro também atingirá.

> **Não assuma o papel de médico ou de terapeuta.** Isso vai levar apenas à frustração. Você conhece o paciente melhor do que qualquer um. Porém, deve entender e aceitar suas limitações.

Conversando com seus filhos

COMO PAI OU MÃE, é difícil aceitar uma diminuição no papel da criação dos filhos. Nesse ponto de sua recuperação, você pode não ter forças para participar completamente da vida deles; isso será angustiante para você, mas igualmente doloroso para eles. Filhos, mesmo que sejam adultos, querem que mamãe e papai sejam figuras fortes. Aceite essa realidade e saiba que esse caminho também não é fácil para eles. Aqui vão algumas dicas para ajudá-lo com isso:

> **Os filhos não querem ser diferentes.** A doença, sua participação reduzida na vida deles e suas limitações significam que eles serão diferentes. Talvez eles tenham sido incumbidos de ser cuidadores por meio-período ou até em período integral, e isso restringirá suas atividades, estudos, amizades e vida social – eles podem não querer ou não conseguir ter amigos em razão de sua doença. Portanto, tenha consciência (sem se sentir culpado) de que a SFC também os afeta.
> **Seja aberto em relação à sua doença.** Sinceridade é a melhor política quando se trata de SFC e filhos. Todo pai tem o instinto de proteger os filhos das fatalidades, mas eles têm o direito de saber. Não deixe de dar a eles todas as informações adequadas à idade e tente manter os detalhes o mais simples possível. Não os assuste. Você pode dizer, por exemplo: "Tenho uma doença chamada SFC que me faz ficar muito fraco e cansado, mas agora estou me esforçando para recuperar a saúde".
> **Ensine seus filhos sobre a SFC.** Encoraje-os a fazer perguntas e explique a eles seus sintomas. Conte-lhes por que você dorme durante o dia, sente vontade de chorar, tem dificuldade de se lembrar das coisas ou não consegue mais jogar bola com eles. Explique que esses sintomas se devem à sua doença, e não porque você não os ama.

> **Reconheça os sentimentos deles.** Seu filho se sentirá nervoso, aflito, incomodado, assustado – na verdade, as mesmas emoções que você sente. Mas ele pode não ser capaz de articulá-las de maneira sucinta como os adultos, então, espere por noites maldormidas, xixi na cama, chiliques, comportamentos regressivos, até mesmo negação enquanto ele tenta lidar com sua doença. Reafirme que você está fazendo tudo que pode para melhorar, mesmo que leve algum tempo. Sempre, sempre, reafirme que não é culpa dele.

> **Encoraje-os a levar uma vida plena.** As crianças podem ser muito protetoras em relação aos pais e até se sentir culpadas por desejar sair e brincar ou dormir na casa de amigos. Garanta-lhes que não há problema em se divertir e certifique-se de que eles saibam que você realmente quer que eles aproveitem a vida.

Na vida cotidiana, a boa comunicação é a melhor estratégia para garantir que tudo corra da forma mais suave possível. É perfeito? Não. Mas é essencial que todos leiam a mesma cartilha durante a recuperação, e isso vai deixá-lo mais feliz e menos tenso durante o processo.

MARGUERITE

Inúmeras dificuldades surgem com a SFC, mas a maior, sem dúvida, foi a relação com minha família. Não que eles achassem que eu estava fingindo. Não mesmo. Mas de alguma forma, por mais que eu tentasse, não conseguia convencê-los de que não estava bem. Eles mudavam de assunto, seus olhos se perdiam ou eles me pediam que parasse de gemer.

Eu só ficava mais nervosa. Finalmente tive de aceitar que o reservatório de compreensão deles tinha secado e que eu teria de aprender a me comunicar com eles de uma maneira totalmente diferente.

Comecei demonstrando minha gratidão e perguntando mais sobre a vida deles. E busquei apoio em meu grupo de fadiga crônica. Foi uma grande fonte de consolo para mim. Eles sabiam exatamente o que estava acontecendo e se tornaram minha principal fonte de apoio. Minha vida em casa melhorou muito.

JULIA

Minha memória era o grande problema, e isso afetou todas as minhas relações sociais. Eu me esquecia de tudo. Não conseguia manter uma conversa. Minha cabeça era uma confusão. As pessoas pensavam que eu era de outro planeta. Sempre tentei esconder a doença de meus amigos, mas minha família sabia. A SFC tem uma reputação tão ruim que eu não sabia como os outros reagiriam, e era mais fácil não me envolver tanto com as pessoas. Fiquei realmente isolada e muito só.

Um grande progresso aconteceu quando contei a uma conhecida que tinha SFC. Eu disse a ela que estava me recuperando, mas que às vezes meu cérebro ficava nublado. Ela foi compreensiva, e esse foi um grande progresso para mim. Então comecei a me abrir, confiando um pouco mais nas pessoas. Acho que isso ajudou os outros a perceber os motivos pelos quais eu me comportava daquela maneira. Foi um alívio, porque parei de ser vista como estranha.

NOTA

1. Mason Brown, s/d.

Palavras finais:
dizendo adeus à SFC

ESTE LIVRO ESTÁ TERMINANDO. Espero que você tenha colocado em prática os conselhos expostos aqui ou que ao menos tenha aprendido mais sobre sua doença. De uma forma ou de outra, desejo uma ótima recuperação e que seus planos para uma vida saudável se concretizem.

Vou compartilhar com você agora uma das últimas técnicas que costumo usar com meus pacientes: dizer adeus à SFC em uma carta. Essa doença foi uma companhia indesejável em sua vida e provocou imenso impacto nela. Conforme você passa de paciente a pessoa saudável, deixando para trás a vida de inválido, anote seus sentimentos: o que aprendeu sobre si mesmo, as forças interiores que nunca soube que tinha, os altos, os baixos, o bom, o mau, o feio. Em seguida, anote todas as suas esperanças para o futuro, seus planos, seus sonhos, suas metas. Finalmente, diga adeus à SFC.

A carta é apenas para você, então não se preocupe com gramática ou perfeição. Uma vez que tenha terminado, guarde-a na gaveta e depois de um mês – não antes – leia novamente. As palavras escritas vão ajudá-lo a focar seus pensamentos e a lembrá-lo do incrível desafio que você foi forçado a encarar. Mantenha a carta à mão para toda vez que precisar de apoio moral. Você conseguiu o que era quase impossível. Você sobreviveu à SFC! Orgulhe-se de si mesmo. Saia agora e tenha uma vida de alegria.

Apêndice A
Imitadores da depressão

COMO VIMOS, A DEPRESSÃO pode refletir várias disfunções provocadas pela SFC. E, assim como na SFC, a depressão pode ter uma grande quantidade de imitadores. Eis algumas das doenças mais comuns frequentemente confundidas com a depressão:

NEUROLÓGICAS

> Demência.

> Epilepsia.

> Síndrome de Fahr.

> Doença de Huntington.

> Infecções.

> Enxaquecas.

> Esclerose múltipla.

> Narcolepsia.

> Mal de Parkinson.

> Derrame.

ENDÓCRINAS

> Doença adrenal (de Cushing ou de Addison).

> Hipertireoidismo.

> Hipotireoidismo.

> Problemas relacionados à menstruação.

> Distúrbios da paratireoide.

> Complicações pós-parto.

INFECCIOSAS E INFLAMATÓRIAS

> Aids.
> Pneumonia bacteriana.
> Lúpus.
> Mononucleose/febre glandular.
> Artrite reumatoide.
> Síndrome de Sjögren.
> Artrite temporal.
> Tuberculose.
> Pneumonia viral.

VARIADAS

> Câncer (especialmente pancreático ou de estômago).
> Doença cardiopulmonar.
> Porfiria.
> Deficiências de vitaminas (como B12, C, ácido fólico, niacina e tiamina).

E as seguintes drogas também podem ser culpadas:

DROGAS ANALGÉSICAS E ANTI-INFLAMATÓRIAS

> Ibuprofeno.
> Indometacina.
> Opiáceos.
> Fenacetina.
> Ampicilina.
> Cicloserina.
> Etionamida.
> Metronidazol.
> Ácido nalidíxico.

> Nitrofurantoína.
> Streptomicina.
> Sulfametoxazol.
> Sulfanomidas.
> Tetraciclina.

DROGAS CARDÍACAS OU PARA A PRESSÃO

> Alfametildopa.
> Betabloqueadores.
> Betanidina.
> Clonidina.
> Digitalis.
> Guanetidina.
> Hidralazina.
> Lidocaína.
> Metoserpidina.
> Prazosina.
> Procainamida.
> Quanabenzacetato.
> Rescinamina.
> Reserpina.
> Veratrum.

DROGAS NEUROLÓGICAS E PSIQUIÁTRICAS

> Amantadina.
> Baclofen.
> Bromocriptina.
> Carbamazepina.
> Levodopa.
> Neurolépticos.

- > Fenitoína.
- > Sedativos.
- > Tetrabenazina.

ESTEROIDES E HORMÔNIOS

- > Corticosteroides.
- > Danazol.
- > Anticoncepcionais orais.
- > Prednisona.
- > Triamcinolone.

DROGAS RECREATIVAS

- > Álcool.
- > Metadona.
- > Heroína.
- > Sedativos.
- > Cocaína/*crack*.
- > *Ecstasy*.
- > Maconha.
- > PCP.

Essa lista não é completa – acredite se quiser! As circunstâncias clínicas e os fármacos que produzem sintomas depressivos, independentemente de problemas de funcionamento químico do cérebro ou fatos estressantes da vida, são intermináveis. Se você toma certos medicamentos ou foi diagnosticado com alguma outra doença, a depressão secundária não pode ser ignorada como fonte potencial de transtorno do humor.

Apêndice B
O exercício dos cinco grandes: respostas

AQUI VÃO AS RESPOSTAS para o exercício dos cinco grandes nas p. 142-4 (1, 2 e 3 já foram dadas):

4   Fisiologia.

5   Ambiente.

6   Emoção.

7   Ambiente.

8   Fisiologia.

9   Pensamento.

10   Ambiente.

11   Ambiente.

12   Emoção.

13   Fisiologia.

14   Pensamento.

15   Ambiente.

16   Emoção.

17   Emoção.

18   Emoção.

19   Ambiente.

20   Ambiente.

21   Ambiente.

22   Fisiologia.

23   Fisiologia.

24   Pensamento.

25   Emoção.

26 Fisiologia.

27 Pensamento.

28 Emoção.

29 Pensamento.

30 Fisiologia.

31 Comportamento.

32 Comportamento.

33 Pensamento.

34 Emoção.

35 Comportamento.

36 Comportamento.

37 Emoção.

38 Comportamento.

39 Comportamento.

40 Fisiologia.

Referências bibliográficas

AKAGI, H. *et al.* "Cognitive behaviour therapy for chronic fatigue syndrome in a general hospital – Feasible and effective". *General Hospital Psychiatry*, v. 23, n. 5, 2001, p. 254-60.

APPEL, S. *et al.* "Infection and vaccination in chronic fatigue syndrome: myth or reality?" *Autoimmunity*, v. 40, n. 1, 2007, p. 48-53.

ARMITAGE, R. *et al.* "The impact of a 4-hour sleep delay on slow wave activity in twins discordant for chronic fatigue syndrome". *Sleep*, v. 30, n. 5, 2007, p. 657-62.

AYRES, J. G. *et al.* "Post-infection fatigue syndrome following Q fever". *Quarterly Journal of Medicine*, v. 91, n. 2, 1998, p. 105-23.

BAZELMANS, E. *et al.* "Is physical deconditioning a perpetuating factor in chronic fatigue syndrome? A controlled study on maximal exercise performance and relations with fatigue, impairment and physical activity". *Psychological Medicine*, v. 31, n. 1, 2001, p. 107-14.

BEHAN, W. M. H., *et al.* "Mitochondrial abnormalities in the postviral fatigue syndrome", *Acta Neurologica Scandinavica*, v. 83, n. 1, 1991, p. 61-5.

BLACK, C. D. *et al.* "Increased daily physical activity and fatigue symptoms in chronic fatigue syndrome". *Dynamic Medicine*, n. 4, 2005, p. 3.

BOU-HOLAIGAH, I. *et al.* "The relationship between neurally mediated hypotension and the chronic fatigue syndrome". *Journal of the American Medical Association*, v. 274, n. 12, 1995, p. 961-7.

BUCHWALD, D. *et al.* "A chronic illness characterized by fatigue, neurologic and immunological disorders, and active human herpes type 6 infection". *Annals of Internal Medicine*, v. 116, n. 2, 1992, p. 103-13.

_____. "Functional status in patients with chronic fatigue syndrome, and other fatiguing illnesses, and healthy individuals". *American Journal of Medicine*, v. 101, n. 4, 1996, p. 364-70.

_____. "A twin study of chronic fatigue syndrome". *Psychosomatic Medicine*, v. 63, 2001, p. 936-43.

CAMERON, B. *et al.* "Prolonged illness after infectious mononucleosis is associated with altered immunity but not with increased viral load". *Journal of Infectious Diseases*, 2006, v. 193, n. 5, p. 664-71.

DEALE, A.; WESSELY, S. "Diagnosis of psychiatric disorder in clinical evaluation of chronic fatigue syndrome". *Journal of the Royal Society of Medicine*, v. 93, n. 6, 2000, p. 310-12.

DEALE, A. *et al.* "Cognitive behaviour therapy for the chronic fatigue syndrome: a randomised controlled trial". *American Journal of Psychiatry*, v. 154, n. 3, 1997, p. 408-14.

_____. "Illness beliefs and outcomes in chronic fatigue syndrome: do patients need to change their beliefs in order to get better?". *Journal of Psychosomatic Research*, v. 45, n. 1, 1998, p. 77-83.

_____. "Long-term outcome of cognitive behaviour therapy versus relaxation therapy for chronic fatigue syndrome: a 5-year follow-up study". *American Journal of Psychiatry*, v. 158, n. 12, 2001, p. 2038-42.

DE LANGE, F. P. *et al.* "Neural correlates of the chronic fatigue syndrome". *Brain*, v. 127, n. 9, 2004, p. 1948-9.

_____. "Gray matter volume reduction in the chronic fatigue syndrome". *Neuroimage*, v. 26, n. 3, 2005, p. 777-81.

DE LUCA, J. *et al.* "Cognitive functioning is impaired in patients with chronic fatigue syndrome devoid of psychiatric disease". *Journal of Neurology, Neurosurgery and Psychiatry*, v. 62, 1997, p. 151-5.

DEMITRACK, M. E. *et al.* "Evidence for impaired activation of the hypothalamic-pituitary-adrenal axis in patients with chronic fatigue syndrome". *Journal of Clinical Endocrinology and Metabolism*, v. 73, n. 6, 1991, p. 1224-34.

DIAZ-MITOMA, F. *et al.* "Clinical improvement in chronic fatigue syndrome is associated with enhanced natural killer cell mediated cytotoxicity: the results of a pilot study with Isoprinosine". *Journal of Chronic Fatigue Syndrome*, v. 11, n. 2, 2003, p. 71-95.

DISMUKES, W. E. *et al.* "A randomised, double-blind trial of Nystatin therapy for the candidiasis hypersensitivity syndrome". *New England Journal of Medicine*, v. 323, n. 25, 1990, p. 1717-23.

FARMER, A. *et al.* "Screening for psychiatric morbidity in subjects presenting with chronic fatigue syndrome". *British Journal of Psychiatry*, v. 168, 1996, p. 354-8.

FAULKNER, S.; SMITH, A. "A longitudinal study of the relationship between psychological distress and recurrence of upper-respiratory tract infections in chronic fatigue syndrome". *British Journal of Health Psychology*, v. 13, 18 dez. 2006, p. 177-86.

FREEMAN, R. "The chronic fatigue syndrome is a disease of the autonomic nervous system. Sometimes". *Clinical Autonomic Research*, v. 12, n. 4, 2002, p. 231-3.

FREEMAN, R.; KOMAROFF, A. L., "Does the chronic fatigue syndrome involve the autonomic nervous system?" *American Journal of Medicine*, v. 102, n. 4, 1997, p. 357-64.

FRIEDBERG, F.; KRUPP, L. B. "A comparison of cognitive behavioural treatment for chronic fatigue syndrome and primary depression". *Clinical Infectious Diseases*, v. 18 (supl. 1), 1994, p. 105-10.

FUKUDA, K. *et al.* "The chronic fatigue syndrome. A comprehensive approach to its definition and study". *Annals of Internal Medicine*, v. 121, 1994, p. 953-9.

FULCHER, K. Y.; White, P. D. "Randomised controlled trial of graded exercise in patients with chronic fatigue syndrome". *British Medical Journal*, v. 314, 1997, p. 1647-52.

GEORGIADES, E. *et al.* "Chronic fatigue syndrome: new evidence for a central fatigue disorder". *Clinical Science*, v. 105, n. 2, 2003, p. 213-8.

GOW, J. W. *et al.* "Antiviral pathway activation in patients with chronic fatigue syndrome and acute infection". *Clinical Infectious Diseases*, v. 33, 2001, p. 2080-1.

GRANS, H. *et al.* "Gene expression profiling in the chronic fatigue syndrome". *Journal of Internal Medicine*, v. 258, n. 4, 2005, p. 288-390.

HINDS, G. M. E. *et al.* "A retrospective study of the chronic fatigue syndrome". *Proceedings of the Royal College of Physicians of Edinburgh*, v. 23, 1993, p. 10-4.

HUIBERS, M. J. *et al.* "Efficacy of cognitive-behavioural therapy by general practitioners for unexplained fatigue among employees: randomised controlled trial". *British Journal of Psychiatry*, v. 184, n. 3, 2004, p. 240-6.

HUREL, S. J. *et al.* "Patients with a self-diagnosis of myalgic encephalomyelitis". *British Medical Journal*, v. 311, 1995, p. 329.

KEENAN, P. A. "Brain MRI abnormalities exist in chronic fatigue syndrome". *Journal of Neurological Sciences*, v. 172, n. 1, 1999, p. 1-2.

LANE, R. J. M. "Chronic fatigue syndrome: is it physical?" *Journal of Neurology, Neurosurgery and Psychiatry*, v. 69, n. 3, 2000, p. 280.

LAPP, C. W. "Exercise limits in the chronic fatigue syndrome". American Journal of Medicine, v. 103, n. 1, 1997, p. 83-4.

LLOYD, A. R. *et al.* "Immunologic and psychological therapy for patients with chronic fatigue syndrome: a double-blind, placebo-controlled trial". *American Journal of Medicine*, v. 94, 1993, p. 197-203.

LYALL, M. *et al.* "A systematic review and critical evaluation of the immunology of chronic fatigue syndrome". *Journal of Psychosomatic Research*, v. 55, n. 2, 2003, p. 79-90.

McCULLY, K.; NATELSON, B. H. "Impaired oxygen delivery to muscle in chronic fatigue syndrome". *Clinical Science*, v. 97, n. 5, 1999, p. 603-8.

MICHIELS, V.; CLUYDTS, R. "Neuropsychological functioning in chronic fatigue syndrome". *Acta Psychiatrica Scandinavica*, v. 103, n. 2, 2001, p. 84-93.

MOLDOFSKY, H. "Non-restorative sleep and symptoms after a febrile illness in patients with fibrositis and chronic fatigue syndromes". *Journal of Rheumatology*, v. 16 (supl. 19), 1989, p. 150-3.

MOSS-MORRIS, R. *et al.* "A randomised controlled graded exercise trial for chronic fatigue syndrome: outcomes and mechanisms for change". *Journal of Health Psychology*, v. 10, n. 2, 2005, p. 245-59.

NEWTON, J. L. *et al.* "Symptoms of autonomic dysfunction in chronic fatigue syndrome". *Quarterly Journal of Medicine*, v. 100, n. 8, 2007, p. 519-26.

O'DOWD, H. *et al.* "Cognitive behavioural therapy in chronic fatigue syndrome: a randomised controlled trial of an outpatient group programme". *Health Technology Assessment*, v. 10, n. 37, out. 2006, p. 1-121.

PAUL, L. *et al.* "Demonstration of delayed recovery from fatiguing exercise in chronic fatigue syndrome". *European Journal of Neurology*, v. 6, 1999, p. 63-9.

POWELL, P. *et al.* "Randomised controlled trial of patient education to encourage graded exercise in chronic fatigue syndrome". *British Medical Journal*, v. 322, 2001, p. 38-90.

PRINS, J. B. *et al.* "Cognitive behavioural therapy for chronic fatigue syndrome: a multicentre randomised controlled trial". *Lancet*, v. 357, n. 9259, 2001, p. 841-7.

RIDSDALE, L. *et al.* "Chronic fatigue in general practice: is counselling as good as cognitive behaviour therapy? A UK randomised trial". *British Journal of General Practice*, v. 51, 2001, p. 19-24.

SCHWEITZER, R. *et al.* "Quality of life in chronic fatigue syndrome". *Social Science Medicine*, v. 41, n. 10, 1995, p. 1367-72.

SHARPE, M. *et al.* "Cognitive behavioural therapy for chronic fatigue syndrome: a randomised controlled trial". *British Medical Journal*, v. 312, 1996, p. 22-6.

_____. "Follow up of patients presenting with fatigue to an infectious diseases clinic". *British Medical Journal*, v. 305, 1992, p. 147-52.

SHEPHERD, C. B. "Pacing and exercise in chronic fatigue syndrome". *Physiotherapy*, v. 87, n. 8, 2001, p. 395-6.

STRAUS, S. E. *et al.* "Allergy and the chronic fatigue syndrome". *Journal of Allergy and Clinical Immunology*, 2001, v. 81, 2001, p. 791-5.

VAN DEN EEDE, F. *et al.* "Hypothalamic-pituitary-adrenal axis function in chronic fatigue syndrome". *Neuropsychobiology*, v. 55, n. 2, 2007, p. 112-20.

VERCOULEN, J. H. M. *et al.* "Prognosis in chronic fatigue syndrome: a prospective study on the natural course". *Journal of Neurology, Neurosurgery and Psychiatry*, v. 60, n. 5, 1996, p. 489-94.

VERNON, S. D. *et al.* "Preliminary evidence of mitochondrial dysfunction associated with post-infective fatigue after acute infection with Epstein Barr virus". *BMC Infectious Diseases*, v. 6, 2006, p. 15.

WALLMAN, K. E. *et al.* "Randomised controlled trial of graded exercise in chronic fatigue syndrome". *Medical Journal of Australia*, v. 180, n. 9, 2004, p. 444-8.

WESSELY, S.; Powell, l. R. "Fatigue syndromes: a comparison of chronic 'post-viral' fatigue with neuromuscular and affective disorder". *Journal of Neurology, Neurosurgery and Psychiatry*, v. 52, n. 8, 1989, p. 940-8.

YOSHIUCHI, K. *et al.* "Patients with chronic fatigue syndrome have reduced absolute cortical blood flow". *Clinical Physiology and Functional Imaging*, v. 26, n. 2, 2006, p. 83-6.

LEITURA COMPLEMENTAR

As obras relacionadas a seguir, além de ter fornecido informações para este livro, são realmente acessíveis. Se você quer descobrir mais sobre a SFC ou sobre determinados aspectos da doença, recomendo a leitura.

BASSMAN, L. *The feel-good guide to fibromyalgia & chronic fatigue syndrome*. Oakland: New Harbinger, 2007.

BESTED, A. C.; LOGAN, A. C.; HOWE, Russell. *Hope and help for chronic fatigue syndrome and fibromyalgia*. 2. ed. Nashville: Cumberland, 2008.

BURGESS, M.; CHALDER, T. *Overcoming chronic fatigue: a self-help guide using cognitive behavioural techniques*. Londres: Robinson Publishing, 2005.

CAM – THE MAGAZINE FOR COMPLEMENTARY AND ALTERNATIVE MEDICAL PROFESSIONALS, v. 8, n. 9, abr. 2008.

VENCENDO A FADIGA CRÔNICA

CAMPBELL MURDOCH, J. *ME Association special edition, chronic fatigue.* Sidney: Hodder & Stoughton, 2003.

CAMPLING, F.; SHARPE, M. *Chronic fatigue syndrome: the facts.* 2. ed. Oxford: Oxford University Press, 2008.

CARRUTHERS, B. M.; VAN DE SANDE, M. I. *Myalgic encephalomyelitis/ chronic fatigue syndrome: a clinical case definition and guidelines for medical practitioners – An overview of the Canadian Consensus Document.* Disponível em: <http://sacfs.asn.au/download/consensus_overview_me_cfs.pdf>. Acesso em: 20 jul. 2011.

CHALDER, T. *Coping with chronic fatigue (overcoming common problems).* Londres: Seldon Press, 1995.

COURMEL, K. *A companion volume to Dr. Jay A. Goldstein's Betrayal by the Brain: a guide for patients and their physicians.* Londres: Haworth Press Inc., 1996.

DE MEIRLEIR, K.; ENGLEBIENNE, P. *Chronic fatigue syndrome: a biological approach.* Londres: CRC Press, 2002.

DILLY, S. A.; FINLAYSON, C. J. ; LAKHANI, S. R. *Basic pathology: an introduction to the mechanisms of disease.* 4. ed. Londres: Hodder Arnold, 2009.

DOWNING-ORR, K. *What to do if you're burned out and blue.* Londres: Thorsons, 2000.

_____. *Rethinking depression: why current treatments fail.* Nova York: Springer, 1998.

_____. *Wearing the ruby slippers: nine steps to happiness.* Londres: Arrow Books, 2000.

GELDER, M. *et al. The shorter Oxford textbook of psychiatry.* 5. ed. Oxford: Oxford University Press, 2006.

GOLDSTEIN, J. A. *Betrayal by the brain: the neurological basis of chronic fatigue syndrome, fibromyalgia syndrome and related neural network disorders.* Londres: Haworth Press, 1997.

HOLTORF, K. "The diagnosis and treatment of hypothalamic-pituitary--adrenal axis dysfunction in patients with chronic fatigue syndrome (CFS) and fibromyalgia (FM)". *Journal of Chronic Fatigue Syndrome*, v. 14, n. 3, 2008, p. 59-88.

LIGMAN, S. R.; DOUGHERTY, K. *Chronic fatigue syndrome for dummies*. Hoboken: John Wiley & Sons, 2007.

MACINTRYRE, A. *M.E./Chronic fatigue syndrome: a practical guide*. Londres: Thorsons, 1998.

MICHELL, L. *Shattered: life with M.E.* Londres: Thorsons, 2003.

PACE TRIAL. "Patient Clinic Leaflet – Basic information on your illness and the treatments we can offer you for Chronic Fatigue Syndrome (CFS) also known as Myalgic Encephalomyelitis or Myalgic Encephalopathy (ME)". Disponível em: <http://www.pacetrial.org/docs/pcl-version-09.pdf>, versão 9, 5 jan. 2005. Acesso em: 21 jul. 2011.

PURI, B. K. *Chronic fatigue syndrome: a natural way to treat M.E.* Londres: Hammersmith Press, 2004.

SHEPHERD, C. *Living with M.E. the chronic/post-viral fatigue syndrome*. Londres: Vermilion, 1999.

SHEPHERD, C.; CHAUDHURI, A. *ME/CFS/PVFS: an exploration of the key clinical issues*. 3. ed. Buckingham: The ME Association, 2007.

STAUD, R.; ADAMEC, C. *Fibromyalgia for dummies*. Nova York: John Wiley & Sons, 2007.

TEITELBAUM, J. *From fatigued to fantastic*. Nova York: Avery Publishing Group, 2007.

WHITE, E. *Erica White's beating fatigue handbook*. Londres: White Publications, 2004.

Grupos e instituições de apoio

AMAZONAS • *Manaus*

Grupo de Pacientes Artríticos do Amazonas (Grupaam)
Tel.: (92) 3238-5828 / 3633-4977 / Fax: (92) 3238-8391
e-mail: grupaam@yahoo.com.br • www.grupasp.org.br

BAHIA • *Salvador*

UFBA
Tel.: (71) 3332-3165
www.ufba.br

CEARÁ • *Fortaleza*

Grupo de Apoio aos Pacientes Reumáticos do Ceará (Garce)
Tel.: (85) 3241-2428 / Fax: (85) 3241-2654
e-mail: garce.ceara@yahoo.com.br

DISTRITO FEDERAL • *Brasília*

Associação Brasiliense de Portadores de Artrite (Abrapar)
Tel.: (61) 327-8826 / 425-2662
e-mail: contato@abrapardf.org.br • www.abrapardf.org.br

Clube dos Artríticos de Brasília (CAB)
Tel.: (61) 327-8826

Hospital de Base de Brasília (HBB)
Tel.: (61) 3315-1200 / 3315-1380 / 3325-1351 / 3315-1446
www.saude.df.gov.br

Hospital Universitário de Brasília (HUB)
Ambulatório de Reumatologia
Tel.: (61) 3448-5000
www.hub.unb.br

Espírito Santo • *Vila Velha*

Grupo de Pacientes Artríticos do Espírito Santo (Grupaes)
Tel.: (27) 3223-5583 / 3225-6016 / 3349-9330 / 3340-8426

Goiás • *Goiânia*

Grupo de Pacientes Artríticos de Goiás (Grupago)
Tel.: (62) 3549-7688
e-mail: artriticos_go_br@hotmail.com / grupago@yahoo.com.br
www.grupago.org

Maranhão • *São Luís*

Grupo de Pacientes Artríticos do Maranhão (Grupama)
Tel.: (98) 3235-9026 / 3235-7692 / 3235-2541 / 3232-8517
e-mail: gruparma@bol.com.br • www.grupasp.org.br

Minas Gerais • *Belo Horizonte*

Ambulatório do Serviço de Reumatologia – IPSEMG
Grupo de Educação do Paciente Fibromiálgico
Tel.: (31) 3262-2373

Associação Mineira de Apoio ao Reumático (Amdar)
Tel.: (31) 3225-2161

Clínica de Reumatologia da Santa Casa de BH
Tel.: (31) 3238-8135
www.santacasasaudebh.org.br

Hospital Luxemburgo – Centro de Tratamento da Dor
Tel.: (31) 3299-9000
www.mariopenna.org.br

Hospital Vera Cruz – Centro de Tratamento da Dor
Tel.: (31) 3290-1212 / 3290-1000
e-mail: sac@hvc.com.br • www.hvc.com.br

Hospital das Clínicas – Clínica de Dor
Tel.: (31) 3248-9525
www.hc.ufmg.br

VENCENDO A FADIGA CRÔNICA

Serviço de Reumatologia do Hospital das Clínicas
Tel.: (31) 3248-9525
www.hc.ufmg.br

Serviço de Reumatologia do Hospital Madre Teresa
Tel.: (31) 3339-8455 / 3339-8000
www.hospitalmadreteresa.org.br

- *Juiz de Fora*
  Grupo de Pacientes Artríticos de Juiz de Fora (Grupajuf)
  Tel.: (32) 3215-7437
  e-mail: eguima@terra.com.br • www.grupasp.org.br

- *Pouso Alegre*
  Clínica da Dor – Hospital das Clínicas Samuel Libânio
  Tel.: (35) 3422-9625 / 3429-3200
  e-mail: hcsl@univas.edu.br • www.hcsl.edu.br

  Serviço de Reumatologia do Hospital das Clínicas Samuel Libânio
  Tel.: (35) 3422-2345 / 3429-3200
  e-mail: reumatohcsl@yahoo.com.br • www.hcsl.edu.br

- *Uberaba*
  **Ambulatório de Reumatologia da Faculdade
  de Medicina do Triângulo Mineiro**
  Tel.: (34) 3312-8207 / 3332-0217 / 3333-7939 / 3318-5000
  www.uftm.edu.br

- *Uberlândia*
  Associação dos Reumáticos de Uberlândia e Região (Arur)
  Tel.: (34) 3217-7524
  e-mail: alandetearur@yahoo.com.br

PARANÁ • *Curitiba*
  Associação Paranaense dos Portadores de Doenças Reumáticas (Adore)
  Tel.: (41) 256-0946 / 356-3024 / 353-4651 / 243-6870 / 343-0227 / 256-0923
  e-mail: tsreis.r@uol.com.br

Centro de Saúde Champanhat (Sociedade Paranaense para o Estudo da Dor)
Tel.: (41) 3336-1540
e-mail: danielrenata@uol.com.br

Fibrocuritiba – Grupo de Apoio a Pacientes com Fibromialgia
Tel.: (41) 3363-0348
www.fibromialgia.com.br

Grupo Papoulas
Tel.: (41) 3308-7857
www.fibromialgia.com.br

Hospital das Clínicas da Universidade Federal do Paraná
Ambulatório de Fibromialgia – Serviço de Reumatologia
Tel.: (41) 3262-8664

- *Foz do Iguaçu*
  Clínica de Dor de Foz do Iguaçu
  Tel.: (45) 3523-3006
  e-mail: robles@foznet.com.br

- *Londrina*
  Grupo de Portadores de Artrite Reumatoide de Londrina (Grupalon)
  Tel.: (43) 3321-5911

  **Rheuma – Centro de Apoio a portadores
  de Doenças Reumáticas de Londrina**
  Tel.: (43) 9976-7222
  e-mail: rheuma@rheuma.org.br • www.rheuma.org.br

- *Maringá*
  Associação Maringaense de Apoio ao Reumático (Amar)
  Tel.: (44) 3265-6655

PERNAMBUCO • *Recife*
Clínica de Tratamento da Dor
Tel.: (81) 3465-5321
e-mail: lucbraun@elogica.com.br

VENCENDO A FADIGA CRÔNICA

Hospital das Clínicas da UFPE
Fibromialgia – Tel.: (81) 2126-3575 / 2126-3576
Reumatologia – Tel.: (81) 2126-3575
www.ufpe.br/hc

RIO DE JANEIRO • *Petrópolis*

Gruparj – Núcleo Petrópolis
Tel.: (24) 2242-6038
www.gruparj.org.br

- *Rio de Janeiro*
  Exercício Físico Adaptado à Fibromialgia – Uerj
  Tel.: (21) 2587-7175 / 2587-7621

  Grupo de Apoio ao Reumático do Rio de Janeiro (Gruparj)
  Tel.: (21)2509-1758 / 2509-0744
  e-mail: gruparj@uol.com.br
  www.gruparj.org.br

  Hospital dos Servidores do Estado
  Ambulatório de Clínica Médica – Setor de Reumatologia
  Tel.: (21) 2291-313
  Ramais: 3214 (Ambulatório) e 3472 (Enfermaria)
  www.hse.rj.saude.gov.br

  Hospital da Penitência da Ordem Terceira – Serviço de Reumatologia
  Tel.: (21) 2571-8864

  Hospital Universitário Pedro Ernesto
  Ambulatório de Fibromialgia do Serviço de Reumatologia
  Tel.: (21) 2587-6693 / 2587-6283
  www.hupe.uerj.br

  Santa Casa de Misericórdia do Rio de Janeiro – Serviço de Reumatologia
  Tel.: (21) 2220-1798 / 2297-6611
  www.santacasarj.org.br

Rio Grande do Norte • *Natal*

Grupo de Pacientes Reumáticos do Rio Grande do Norte (GRUPARN)
Tel.: (84) 3653-7121
e-mail: francisa.vale@ig.com.br

Rio Grande do Sul • *Porto Alegre*

Grupo de Pacientes Artríticos de Porto Alegre (Grupal)
Tel.: (51) 3028-5646
e-mail: grupalpoa@yahoo.com.br • www.grupal.org.br

Santa Catarina • *Blumenau*

Grupo de Apoio aos Pacientes Reumáticos de Santa Catarina (Grupasc)
Tel.: (47) 322-1867 / Fax: (47) 322-9099
e-mail: grupasc@hsc.com.br

- *Florianópolis*

Clínica de Dor – Dr. Danilo Ferreira
Tel.: (48) 3222-9354
e-mail: painclic@mail.com

- *Itajaí*

Associação dos Portadores de Artrite do Vale do Itajaí (Apavi)
Tel.: (47) 3249-1126
e-mail: apavitajai@hotmail.com

São Paulo • *Franca*

Grupo de Apoio aos Portadores de Fibromialgia de Franca
Tel.: (16) 3720-0893 / 3723-0448
www.fibromialgia.hpg.com.br

- *Jaú*

Hospital Amaral Carvalho de Jaú – Departamento da Terapia da Dor
Tel.: (14) 3620-1368 / 3602-1384
www.amaralcarvalho.org.br

- *Jundiaí*
  Grupo de Pacientes Artríticos de Jundiaí (Grupajun)
  Tel.: (11) 4586-5074 / 437-4907 / 439-2902

- *Limeira*
  Clinidor – Clínica de Anestesia e Dor de Limeira
  Tel.: (19) 3453-9280 / 3453-9281 / 3443-6172

- *Marília*
  Hospital de Clínicas de Marília
  Tel.: (14) 3421-1709
  www.famema.br/hc

  Liga da Dor – Hospital de Clínicas
  Tel.: (14) 3421-1709
  www.famema.br/hc

- *Mogi Guaçu*
  Clínica Sindolor
  Tel.: (19) 3831-1979

- *Ourinhos*
  Clinidor
  Tel.: (14) 3324-6000

- *Piracicaba*
  Clínica de Anestesia e Dor (CAD)
  Tel.: (19) 3432-3222

- *Ribeirão Preto*
  Grupo de Apoio aos Pacientes Artríticos de Ribeirão Preto (Grupar-RP)
  Tel.: (16) 3941-5110
  e-mail: grupar-rp@click21.com.br • www.grupar-rp.org.br

- *São José do Rio Preto*
  Grupo de Apoio aos Pacientes Artríticos Vicente Failla (Gaavifa)
  Tel.: (17) 3922-0922/ 3913-4969

Grupo de Pacientes Artríticos de São José do Rio Preto (Gruparp)
Tel.: (17) 3231-7463

- *São Paulo*

Acredite – Amigos da Criança com Reumatismo
Tel./Fax: (11) 5083-4380
e-mail: len.cl@terra.com.br • www.acredite.org.br

Ambulatório de Dor do Hospital das Clínicas de São Paulo
Prédio de Ambulatórios
Tel.: (11) 3069-6341
www.hcnet.usp.br

Ambulatório de Dor do Hospital do Servidor Público Estadual
Tel.: (11) 5088-8696
e-mail: faleconosco@iamspe.sp.gov.br • www.iamspe.sp.gov.br

**Ambulatório de Fibromialgia e Síndrome da Fadiga Crônica –
Casa de Reumatologia da Unifesp**
Tel.: (11) 5576-4232 / ramal 20

Centro de Estudos em Psicobiologia e Exercício (Cepe)
Tel.: (11) 2149-0155 / Fax: 5572-5092
e-mail: andressa@psicobio.epm.br • www.cepebr.org

**Centro de Tratamento de Dor da Santa Casa
de Misericórdia de São Paulo**
Tel.: (11) 3226-7000 / 2176-7000
www.santacasasp.org.br

Clínica de Dor do Hospital Nove de Julho
Tel.: (11) 3147-9430 / 3147-9999
www.h9j.com.br

Grupo de Pacientes Artríticos de São Paulo (Grupasp)
Tel.: (11) 5574-6438 / 5574-5996
e-mail: grupasp@grupasp.org.br • www.grupasp.org.br

A Dor Atual
Site com informações sobre diversos distúrbios e endereços de psicoterapia gratuita na cidade de São Paulo.
adoratual.wordpress.com

**Instituto de Medicina Física e Reabilitação
da Faculdade de Medicina da USP**
Tel.: (11) 5549-0111 / Fax: 5549-0556
e-mail: dmr@hcnet.usp.br • www.reabilitahc.usp.br

Lar Escola São Francisco – Centro de Reabilitação
Tel.: (11) 5904-8023 / 5904-8024 / 5904-8000
e-mail: faleconosco@lesf.org.br • www.lesf.org.br

Sede da SBR (Associação Brasileira de Reumatologia)
Tel.: (11) 3289-7165
e-mail: contato@reumatologia.com.br • www.sbr.org.br

Unidor – Ambulatório de Dor do Hospital Beneficência Portuguesa
Tel.: (11) 3253-5022 / 3505-1000
www.bpsp.org.br

- *Sorocaba*

  Ambulatório de Especialidades – Conjunto Hospitalar de Sorocaba
  Tel.: (15) 3332-9100

- *Tatuí*

  Alca – Associação de Portadores de Fibromialgia e LER
  Tel.: (15) 3251-4351 / (15) 3251-2542

SERGIPE • *Aracaju*

  Grupo de Pacientes Artríticos de Sergipe (Gruparse)
  Tel.: (79) 3243-3167 / 3243-3163
  e-mail: gruparse@yahoo.com.br • www.grupasp.org.br

LOJAS DE PRODUTOS NATURAIS E SUPLEMENTOS VITAMÍNICOS

Açucena Saúde
www.acucenasaude.com.br/

Aloe Vita
www.aloevita.com.br/index.php?m=inicial

Bioloja Alternativa
www.bioalternativa.com.br/bioloja/index.htm

Folhas de Oliva Produtos Naturais
www.folhasdeoliva.com

Loja das Vitaminas
www.lojadasvitaminas.com/

Meu Espaço Natural
www.meuespaconatural.com.br/?gclid=CPP64JSnuqgCFQet7Qod_HI_Cg

Mundo Verde
www.mundoverde.com.br/default.asp

Natu Ervas.com
www.natuervas.com/index.php

Natural em Casa
www.naturalemcasa.com.br

Plena Forma Saúde
www.plenaformasaude.com.br/loja/index.php?main_page=index&cPath=96

Via Verde Naturais
www.viaverdenaturais.com.br

Os especialistas

O SUCESSO DO PROGRAMA APRESENTADO neste livro não se baseia apenas nos *insights* revolucionários em relação à doença, que em si são produto de pesquisa incansável, mas também na qualificação e na experiência dos respectivos especialistas envolvidos. Os profissionais que ajudaram a escrever esta obra, além de ter décadas de experiência, se esforçam para romper os limites da pesquisa científica e trabalham incansavelmente para melhorar os tratamentos de quem sofre de SFC.

Dra. Kristina Downing-Orr
(abordagem psicológica)

PSICÓLOGA CLÍNICA E PESQUISADORA, escritora, profissional de Programação Neurolinguística, hipnoterapeuta e ex-portadora de SFC. Seu histórico profissional é único em relação à maioria dos profissionais que trabalham com pacientes de SFC, e é essa combinação de especialidade e experiência que fornece a base da abordagem de seu tratamento. Sua experiência com os sintomas devastadores do transtorno, associada à sua capacitação como profissional da área de saúde mental, permitiu-lhe criticar os tratamentos clínicos e psicológicos de SFC, desafiar os limites das opções atuais de tratamento psicoterapêutico e desenvolver abordagens novas e mais eficazes. Seus objetivos são promover os mais altos padrões de conhecimento, pesquisa e métodos de tratamento possíveis e, acima de tudo, proteger os pacientes de práticas inadequadas (e geralmente prejudiciais) que com tanta frequência lhe são impostas. Sua terapia psicológica reflete longos anos de pesquisa e foi criada especificamente para motivar o paciente e mantê-lo focado em seu objetivo: a recuperação.

SITE: www.76harleystreet.com

Dr. David Mason Brown
(abordagem clínica)

GRADUADO PELA EDINBURGH UNIVERSITY, o dr. Mason Brown é um clínico geral respeitado e revolucionário. Ex-portador de SFC, os limites dos tratamentos-padrão o impulsionaram a pesquisar a doença. Militante ativo da melhoria dos tratamentos das vítimas de SFC há quase duas décadas, até recentemente, devotou seu tempo a liderar, como médico-chefe honorário, um grupo de apoio às vítimas da SFC e também dirigiu o Grupo Parlamentar Suprapartidário sobre Encefalomielite Miálgica (Reino Unido), criado a fim de melhorar a vida dos pacientes. O interesse do dr. Mason Brown na SFC começou quando ele desenvolveu o problema e foi forçado a se aposentar precocemente, deixando de lado uma carreira brilhante como clínico geral; seus sintomas eram tão graves que ele simplesmente não conseguia continuar trabalhando. Recusando-se a aceitar uma vida debilitada, porém, e insatisfeito com os tratamentos psicológicos tradicionais disponíveis, ele começou a pesquisar a doença. E, a partir da pesquisa pioneira norte-americana de precursores notáveis como os drs. Jay Goldstein e Byron Hyde, o dr. Mason Brown desenvolveu um protocolo próprio de tratamento. Seu conhecimento da SFC é amplo. Além de competente, ele é extremamente generoso, prestando ajuda incessante às vítimas da doença. Com base em duas décadas de prática médica, o dr. Mason Brown descobriu que cerca de 80% dos pacientes que utilizam o protocolo clínico criado por ele se recuperam totalmente ou conquistam uma recuperação quase completa.

SITE: www.in-equilibrium.co.uk

Alessandro Ferretti e Jules Cattell
(abordagem nutricional)

ALESSANDRO FERRETTI (ALEX) E JULES CATTELL são nutricionistas amplamente reconhecidos. Ambos se graduaram no Institute for Optimum Nutrition (Reino Unido) e são cofundadores da Equilibrium, empresa de consultoria em saúde dedicada a orientar indivíduos e organizações sobre os benefícios da boa saúde a partir de uma dieta nutritiva. Tanto Jules como Alex são especializados no tratamento de SFC e defendem a melhoria da qualidade de vida dos pacientes por meio de tratamentos mais eficazes e métodos mais inteligentes. Ambos são pioneiros que enxergam o problema como uma doença biológica. As pesquisas e investigações que Jules conduziu sobre a doença fornecem a base para o tratamento oferecido aqui. Alex também é bastante respeitado em sua área e foi indicado para dois prestigiosos CAM Awards[1]. Os dois especialistas dão palestras e conferências regularmente sobre um amplo espectro de questões nutricionais. Sua equipe de trabalho é formada por um médico e outros profissionais de saúde que combinam abordagens clínicas e naturopatas no cuidado com os pacientes. Com base em sua experiência clínica, Alex e Jules registram que 85% de seus pacientes atingem recuperação quase completa[2]. Porém, apesar de a abordagem nutricional, assim como a clínica, ter sido criada para ser seguida em casa, Alex e Jules recomendam que você trabalhe individualmente com um nutricionista qualificado.

SITE: www.equilibria-health.co.uk

NOTAS

1. Prêmios oferecidos a profissionais e estudantes da área médica pela editora Target Publishing, da Inglaterra, especializada em publicações sobre saúde. [N. T.]

2. Ferretti, s/d.

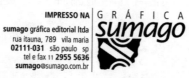

IMPRESSO NA
sumago gráfica editorial ltda
rua itauna, 789 vila maria
02111-031 são paulo sp
tel e fax 11 **2955 5636**
sumago@sumago.com.br